Beautiful Life

Beautiful Life

超神奇仙骨瘦身步行法

免挨餓、不飆汗，輕鬆瘦出芭比好身材！

ひねって伸ばす
仙骨ウォーキングでバービー体型になる！

日本知名美容漫畫家
金津久美／著
訓練名模美姿專業指導師
更家公爵／指導
邱香凝／譯

【推薦序】

變瘦、變美的關鍵——站好、坐好、走好

文／蔡佩茹RURU（暢銷作家・專業瑜伽老師）

從事瑜伽教學多年，學生在運動的過程中，總是在意是否可以變瘦、變美、變健康等問題。在課堂上，我常常告訴學生，保持規律良好的運動習慣，絕對能讓身體更健康、體態更優美。但離開教室以外的**日常生活時間，是否也能繼續維持良好的站、臥、坐姿，以及步行的姿勢等，才是變瘦、變美的關鍵**。

《超神奇「仙骨瘦身步行法」，免挨餓、不飆汗，輕鬆瘦出芭比好身材！》這本書，跟我多年來研究骨盆與身體姿勢、體態調整相當契合。

身體的骨盆是人體的中心，向上支撐上半身的重量，同時包覆及保護內臟器官，向下則連接雙腿，讓下半身更為穩固。書中提到的仙骨（薦骨）也是我們常聽到的骶骨，形狀呈倒三角

形，位於骨盆腔後方、左右髖骨之間。這個部位也連接著脊椎，所以一旦**骨盆內的仙骨（薦骨）不在正確位置上，脊椎也會跟著歪斜，長時間導致背部、腰部肌肉痠痛甚至疼痛**。

這不僅僅是肌肉疼痛的症狀而已，骨盆腔內的內臟器官也無法正常的運作，包括一連串的腸胃消化系統、子宮卵巢、內分泌異常等，併發出更多的疾病，真的不能忽視。

作者金津久美利用漫畫的圖文方式呈現，讓讀者在學習變瘦、變美之餘，更生動有趣、不會枯燥乏味。結合故事的方式串連，讓我們在日常生活中留意走路的姿勢、站立的姿勢，來改變身體的體態。

書中同時教大家如何雕塑平腹、細腰、翹臀等動作，讓**忙碌的現代人可以利用有效率、又簡單的方式，來改善身體錯誤的姿勢，找回凹凸有致的身體曲線**，還能變美、變瘦、變健康！

【推薦序】

強化核心肌群，輕輕鬆鬆瘦身＋健身

文／張婷媗（馬甲線女神・臺灣第一美魔女）

《超神奇「仙骨瘦身步行法」，免挨餓、不飆汗，輕鬆瘦出芭比好身材！》，是一本非常輕鬆易讀的書。看著作者——金津久美，依照書中方法、在零碎時間練就凹凸有致又健康的好身材，不由地想起以前的自己，也常因為不滿意身體曲線，卻找不到適合的減肥方法而煩惱不已。

女性美體和男性健美之間有著本質上的區別，男性追求的是陽剛之美，凸顯肌肉的塊頭與力量；而女性減肥強調的是——獲得勻稱的體態、優雅的舉止與挺拔的身姿。在結合自己過往的減肥經驗，提出並推廣適合女性的減肥美體方法時，我發現核心肌群是人體全身肌肉和骨骼保持協調穩定的基石。我們經常看到許多人有彎腰駝背、坐立不正等不良姿勢。除了先天性或疾病因素之外，還有相當一部分是欠缺核心的加強運動。

書中的「仙骨」（薦骨）養成之道，其實就是一種核心肌群的訓練方法。核心肌群是指分布在身體近中線部的肌群，範圍涵蓋腹部、背部和骨盆部位。核心肌群主要負責身體穩定的功能，在身體肌肉中占很大一部分，為最重要的肌肉群之一。

人的骨骼一旦沒有強健的肌肉支撐，身體活動的負荷就會完全載入到骨骼，骨頭承受不了重量，就被迫彎曲，進而壓迫到神經，傷害也就陸續而來。而運動首要的，就是先把核心做中心點式的強化，唯有把中心點鍛鍊的扎實、穩固，身體其他部位的鍛鍊，才能夠進而有效地達到正確位置點。

只要核心鍛鍊健壯，向內是保護我們腹部的骨盆；往上堅固脊椎保護頸肩與各神經系統；往下支撐下肢體的壓力受重，平衡身體左右的發展；最後能讓我們的肢體中心得到最大程度的穩固。眾所周知，腹部型肥胖會帶來高血壓、脂肪肝、糖尿病、冠心病等疾病的發病率。消除腹部型肥胖最重要的就是瘦腹，而瘦腹運動主要鍛鍊的正是身體的核心肌群。**以強化核心運動為中心的減肥模式，不僅可以增強身體的肌耐力，更能加速脂肪燃燒，真正實現快速健康的減肥**。

這本書在運動教學的表現上，採取了漫畫的形式，這是運動類書籍中一個很好的嘗試，可以**讓讀者十分輕鬆地學習到正確的運動方法**，是一本愛美女性值得擁有的健身、瘦身寶典！

前言

美容漫畫家，擺脫23年職業傷害——惱人小腹、頸椎凸出和腰痛

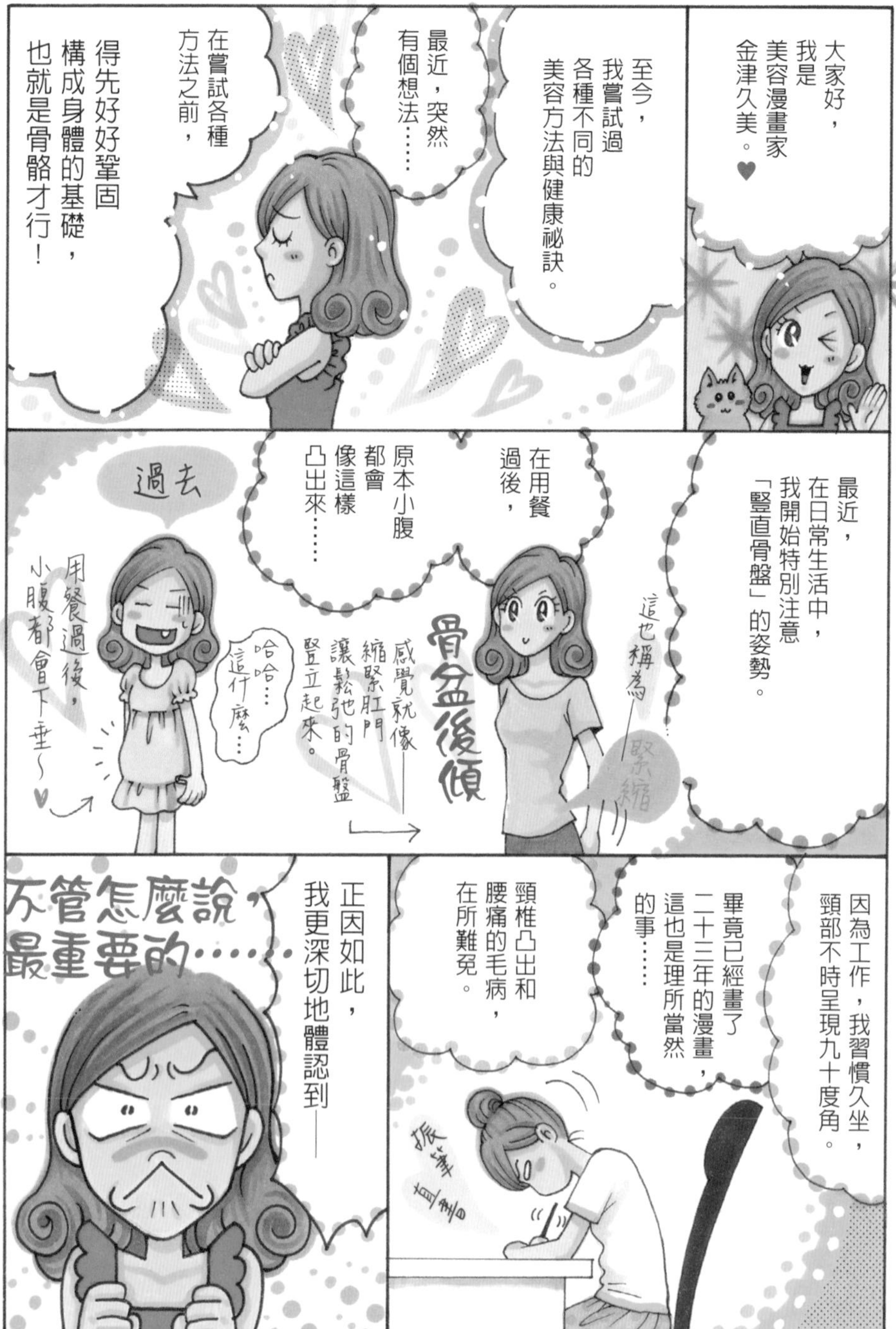
大家好，
我是
美容漫畫家
金津久美。♥
至今，
我嘗試過
各種不同的
美容方法與健康祕訣。
最近，突然
有個想法……
在嘗試各種
方法之前，
得先好好鞏固
構成身體的基礎，
也就是骨骼才行！
最近，
在日常生活中，
我開始特別注意
「豎直骨盤」的姿勢。
這也稱為
緊縮
骨盆後傾
感覺就像
縮緊肛門
讓鬆弛的骨盤
豎立起來。
在用餐
過後，
原本小腹
都會
像這樣
凸出來……
過去
用餐過後，
小腹都會下垂～♥
哈哈…
這什麼…
因為工作，我習慣久坐，
頸部不時呈現九十度角。
畢竟已經畫了
二十三年的漫畫，
這也是理所當然
的事……
頸椎凸出和
腰痛的毛病，
在所難免。
振筆
直書
正因如此，
我更深切地體認到——
不管怎麼說，
最重要的……

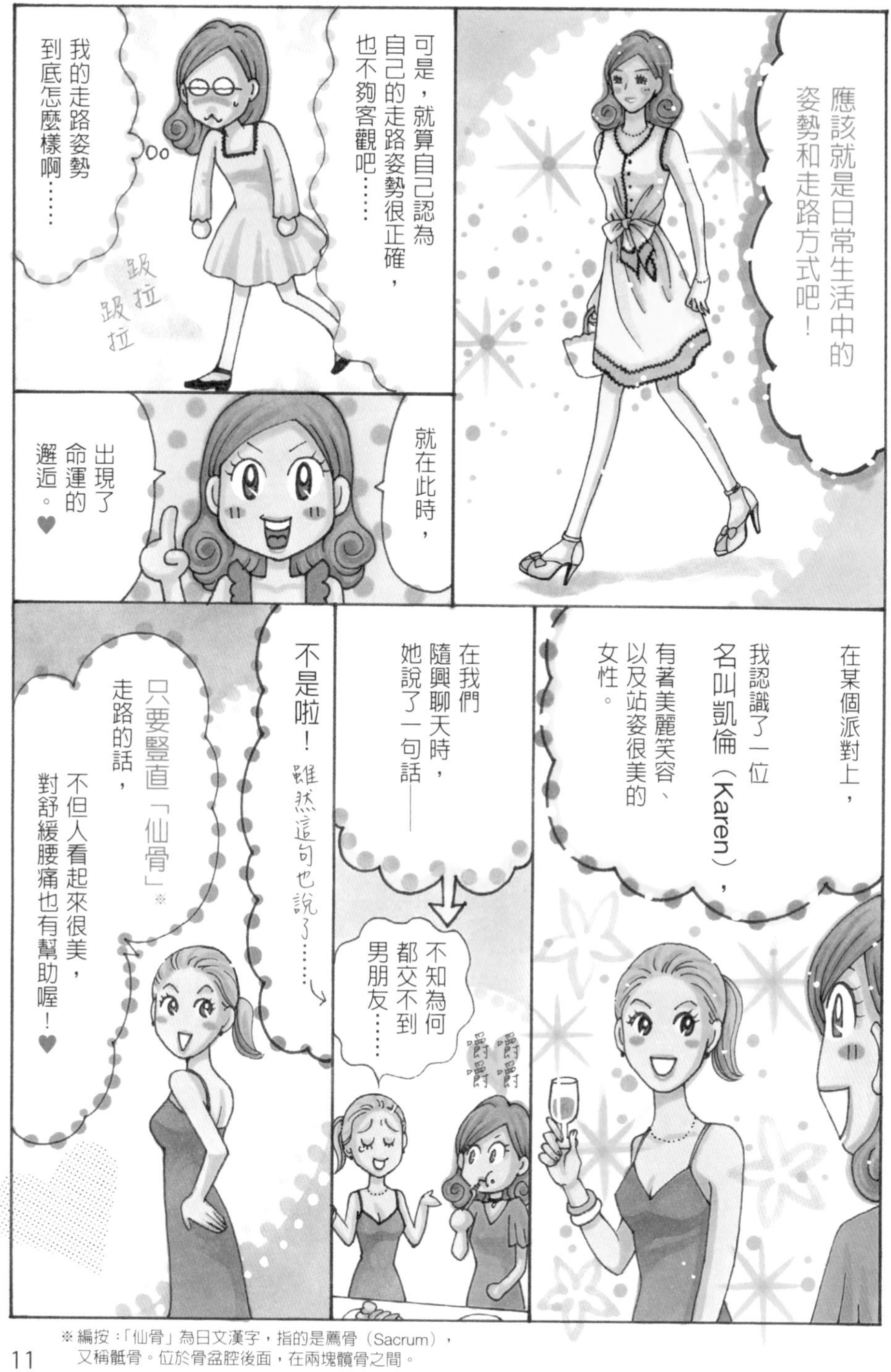
應該就是日常生活中的姿勢和走路方式吧！
可是，就算自己認為自己的走路姿勢很正確，也不夠客觀吧……
我的走路姿勢到底怎麼樣啊……
趿拉趿拉
就在此時，
出現了命運的邂逅。♥
在某個派對上，
我認識了一位名叫凱倫（Karen），有著美麗笑容、以及站姿很美的女性。
在我們隨興聊天時，她說了一句話——
不知為何都交不到男朋友……
嚼嚼嚼嚼
不是啦！
雖然這句也說了……
只要豎直「仙骨」※走路的話，
不但人看起來很美，對舒緩腰痛也有幫助喔！♥

※編按：「仙骨」為日文漢字，指的是薦骨（Sacrum），又稱骶骨。位於骨盆腔後面，在兩塊髖骨之間。

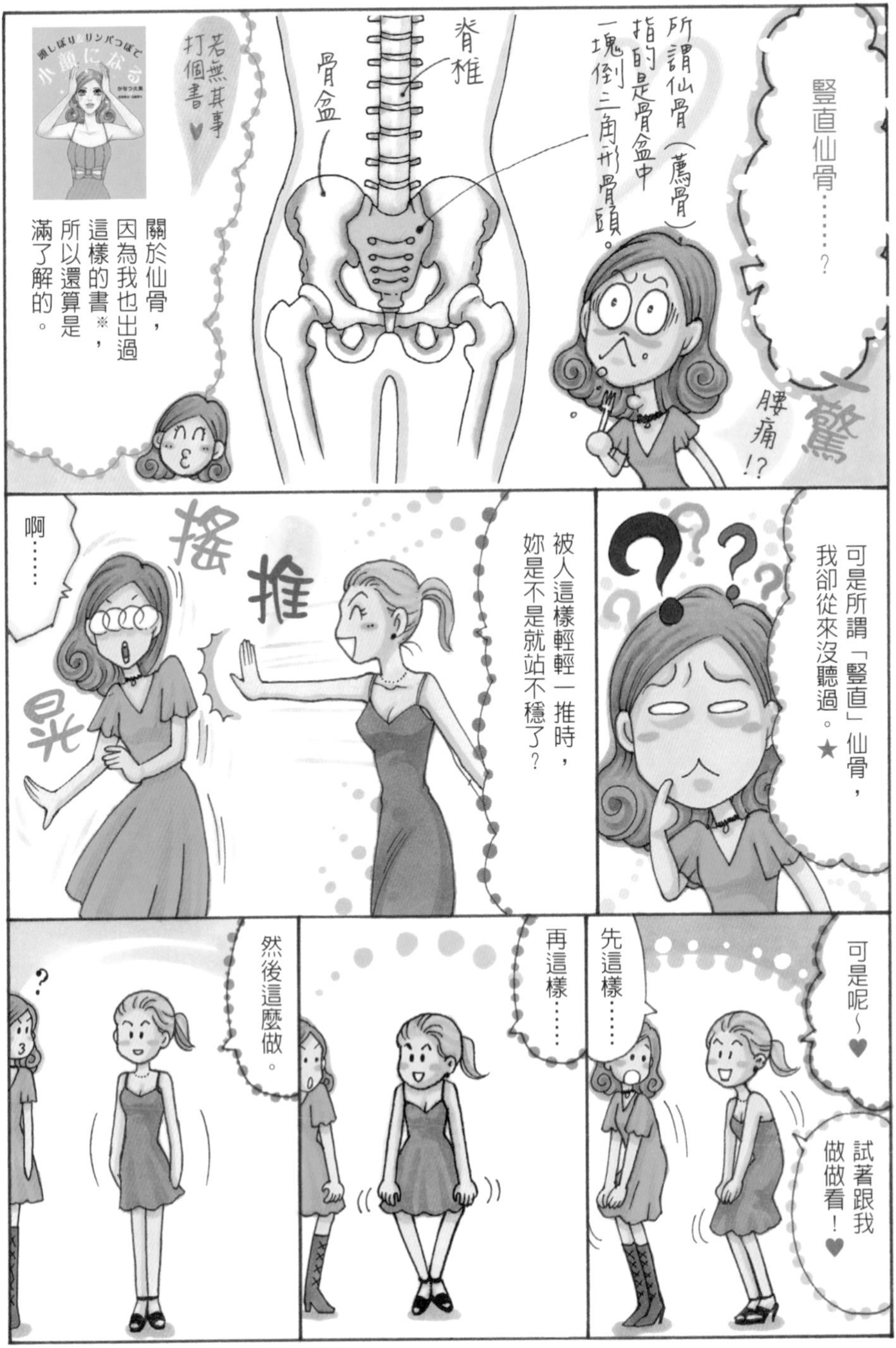
豎直仙骨……？
驚
腰痛!?
所謂仙骨（薦骨）指的是骨盆中一塊倒三角形骨頭。
脊椎
骨盆
若無其事打個書♥
頭しぼり&リンパつぼで
小顔になる
かなつ久美
關於仙骨，因為我也出過這樣的書※，所以還算是滿了解的。
可是所謂「豎直」仙骨，我卻從來沒聽過。★
被人這樣輕輕一推時，妳是不是就站不穩了？
推
搖
晃
啊……
可是呢～♥
試著跟我做做看！♥
先這樣……
再這樣……
然後這麼做。
？

※《按按頭&淋巴穴位，打造完美小臉》（暫譯）

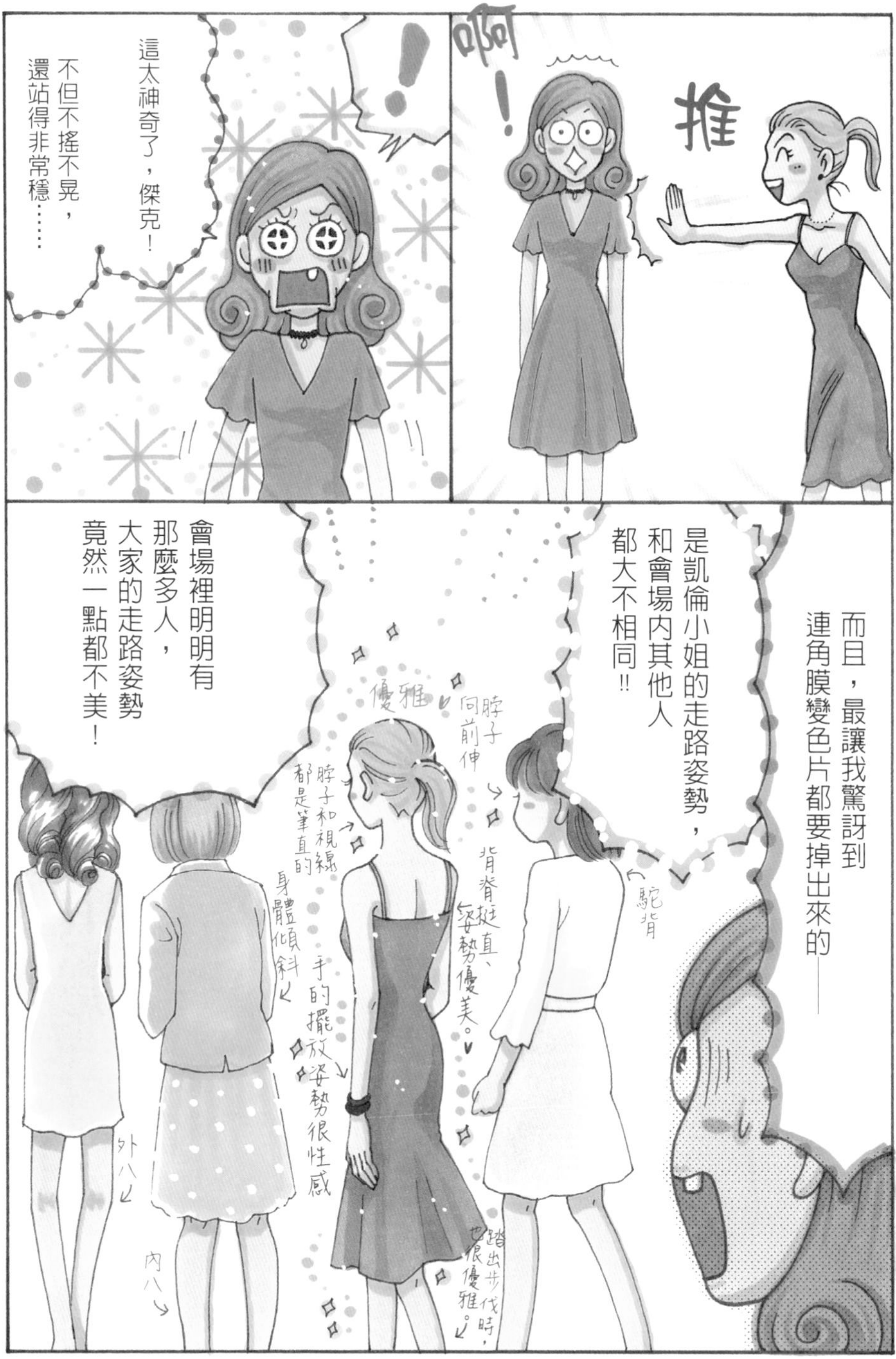

啊!
推
!
這太神奇了，傑克！
不但不搖不晃，還站得非常穩……
而且，最讓我驚訝到連角膜變色片都要掉出來的——
是凱倫小姐的走路姿勢，和會場內其他人都大不相同!!
駝背
脖子向前伸
背脊挺直、姿勢優美。
踏出步伐時，也很優雅。
優雅
脖子和視線都是筆直的
手的擺放姿勢很性感
身體傾斜
外八
內八
會場裡明明有那麼多人，大家的走路姿勢竟然一點都不美！

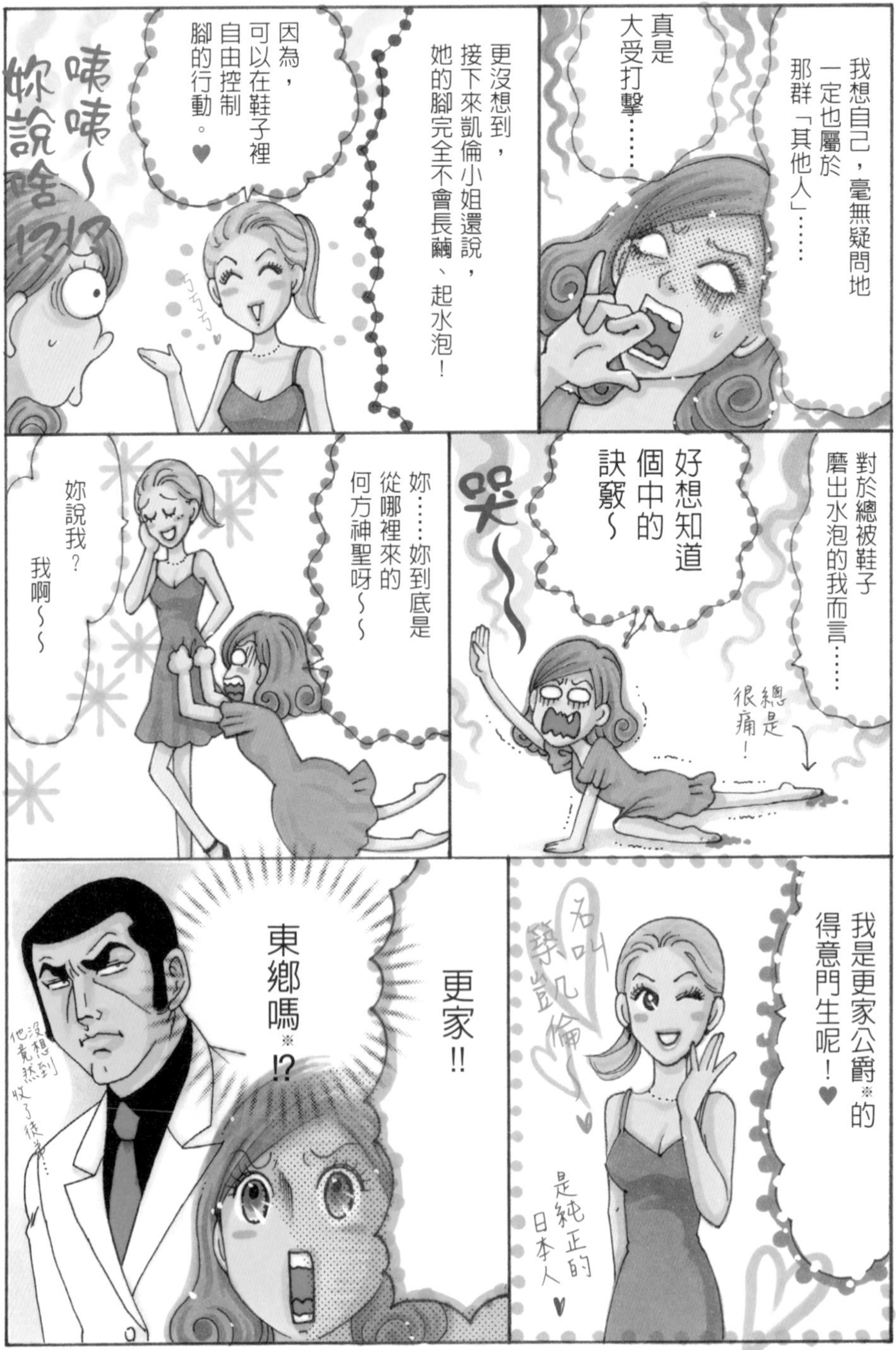

我想自己，毫無疑問地一定也屬於那群「其他人」……
真是大受打擊……
更沒想到，接下來凱倫小姐還說，她的腳完全不會長繭、起水泡！
因為，可以在鞋子裡自由控制腳的行動。♥
咦咦～!?
妳說啥!?
對於總被鞋子磨出水泡的我而言……
好想知道個中的訣竅～
哭～～
總是很痛！
妳……妳到底是從哪裡來的何方神聖呀～～
妳說我？
我啊～～
我是更家公爵※的得意門生呢！♥
名叫舒凱倫
是純正的日本人♥
更家!!
東鄉嗎※!?
沒想到他竟然收了徒弟……

※編按：日本漫畫家齋藤隆夫作品《骷髏13》中的主角，其假名為迪克東鄉（デューク東鄉）。

※編按：デューク更家，本書指導者。

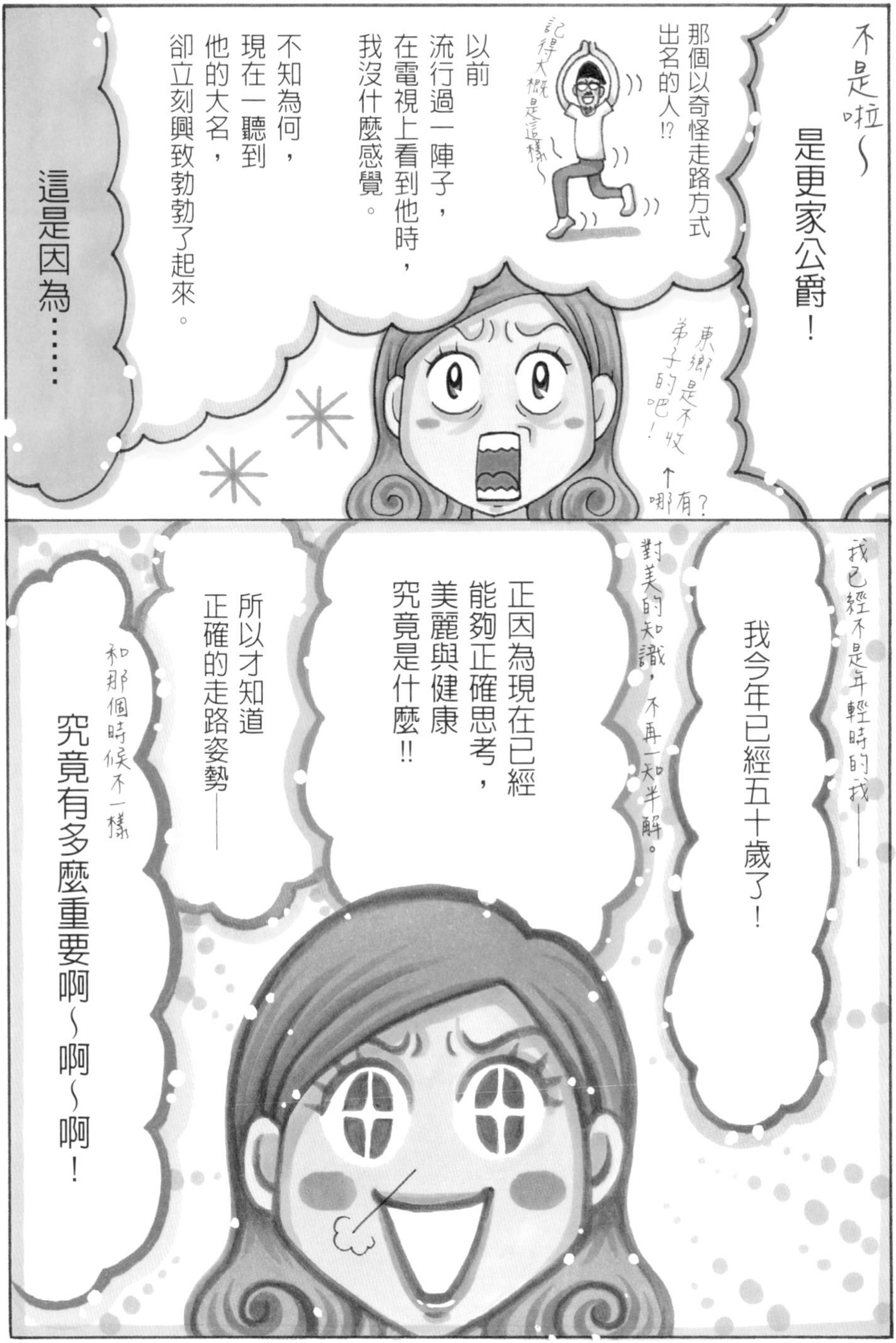
不是啦～
是更家公爵！
那個以奇怪走路方式出名的人!?
記得大概是這樣～
以前流行過一陣子，在電視上看到他時，我沒什麼感覺。
東鄉是不收弟子的吧！
↑哪有？
不知為何，現在一聽到他的大名，卻立刻興致勃勃了起來。
這是因為……
我已經不是年輕時的我——
我今年已經五十歲了！
對美的知識，不再一知半解。
正因為現在已經能夠正確思考，美麗與健康究竟是什麼!!
所以才知道正確的走路姿勢——
和那個時候不一樣
究竟有多麼重要啊～啊～啊！

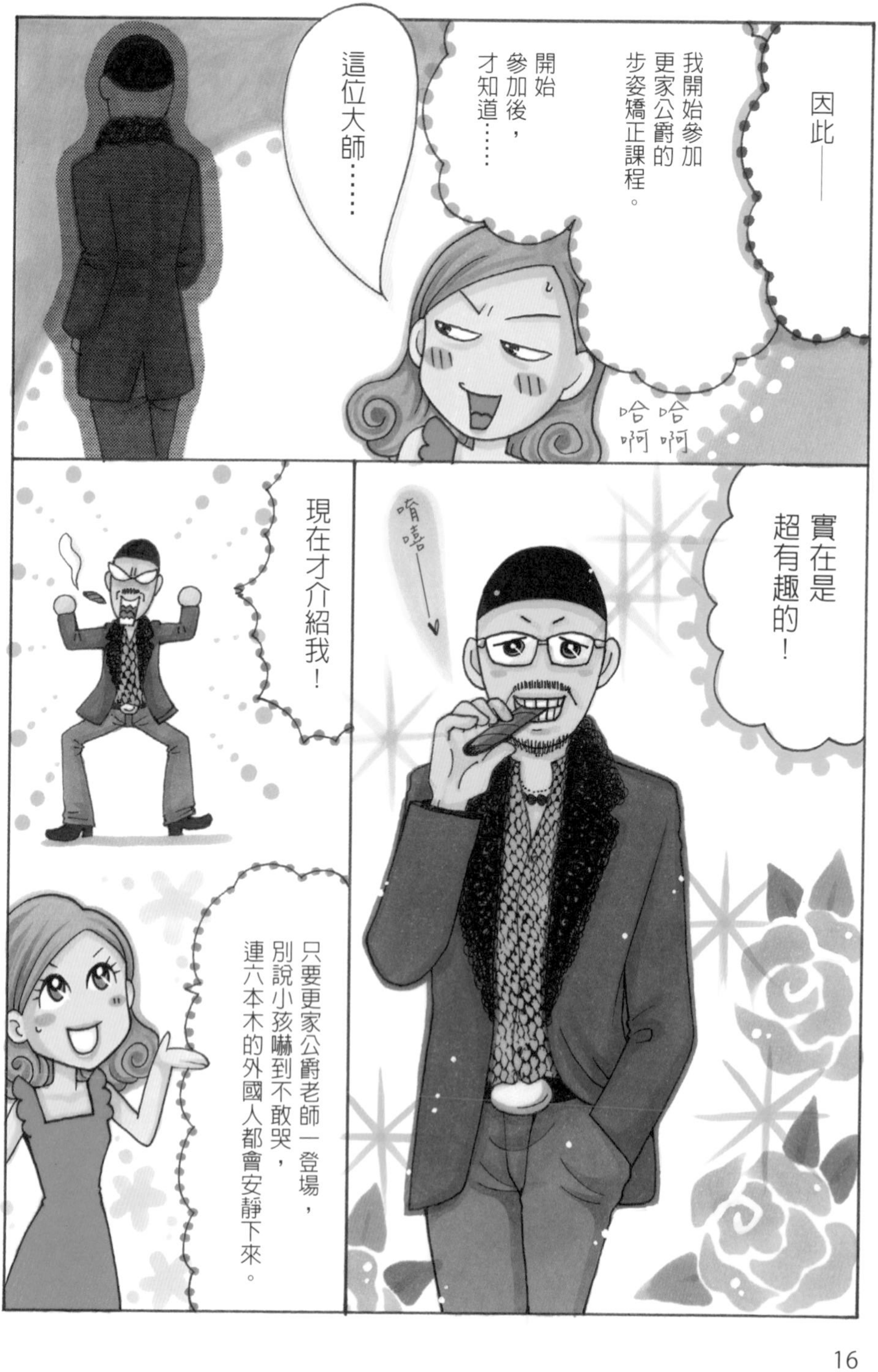

因此──
我開始參加更家公爵的步姿矯正課程。
開始參加後，才知道……
這位大師……
哈啊 哈啊
實在是超有趣的！
啃嗑──♥
現在才介紹我！
只要更家公爵老師一登場，別說小孩嚇到不敢哭，連六本木的外國人都會安靜下來。

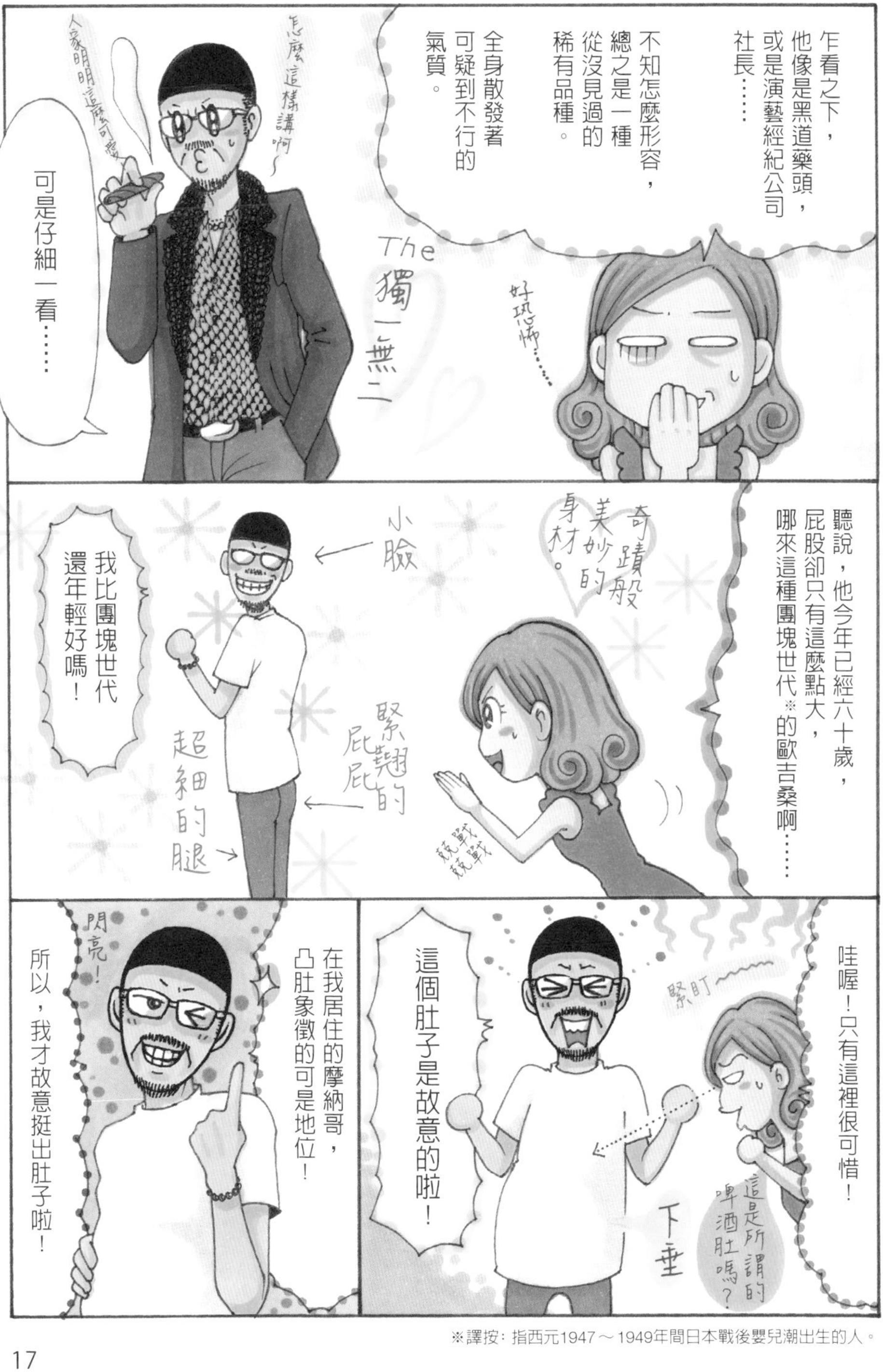

乍看之下，他像是黑道藥頭，或是演藝經紀公司社長……
不知怎麼形容，總之是一種從沒見過的稀有品種。
全身散發著可疑到不行的氣質。
The 獨一無二
好恐怖……
怎麼這樣講啊～
人家明明這麼可愛
可是仔細一看……
聽說，他今年已經六十歲，屁股卻只有這麼點大，哪來這種團塊世代※的歐吉桑啊……
奇蹟般美妙的身材。
小臉
緊翹的屁屁
超細的腿
我比團塊世代還年輕好嗎！
哇喔！只有這裡很可惜！
緊盯～
這是所謂的啤酒肚嗎？
這個肚子是故意的啦！
下垂
在我居住的摩納哥，凸肚象徵的可是地位！
閃亮！
所以，我才故意挺出肚子啦！

※譯按：指西元1947～1949年間日本戰後嬰兒潮出生的人。

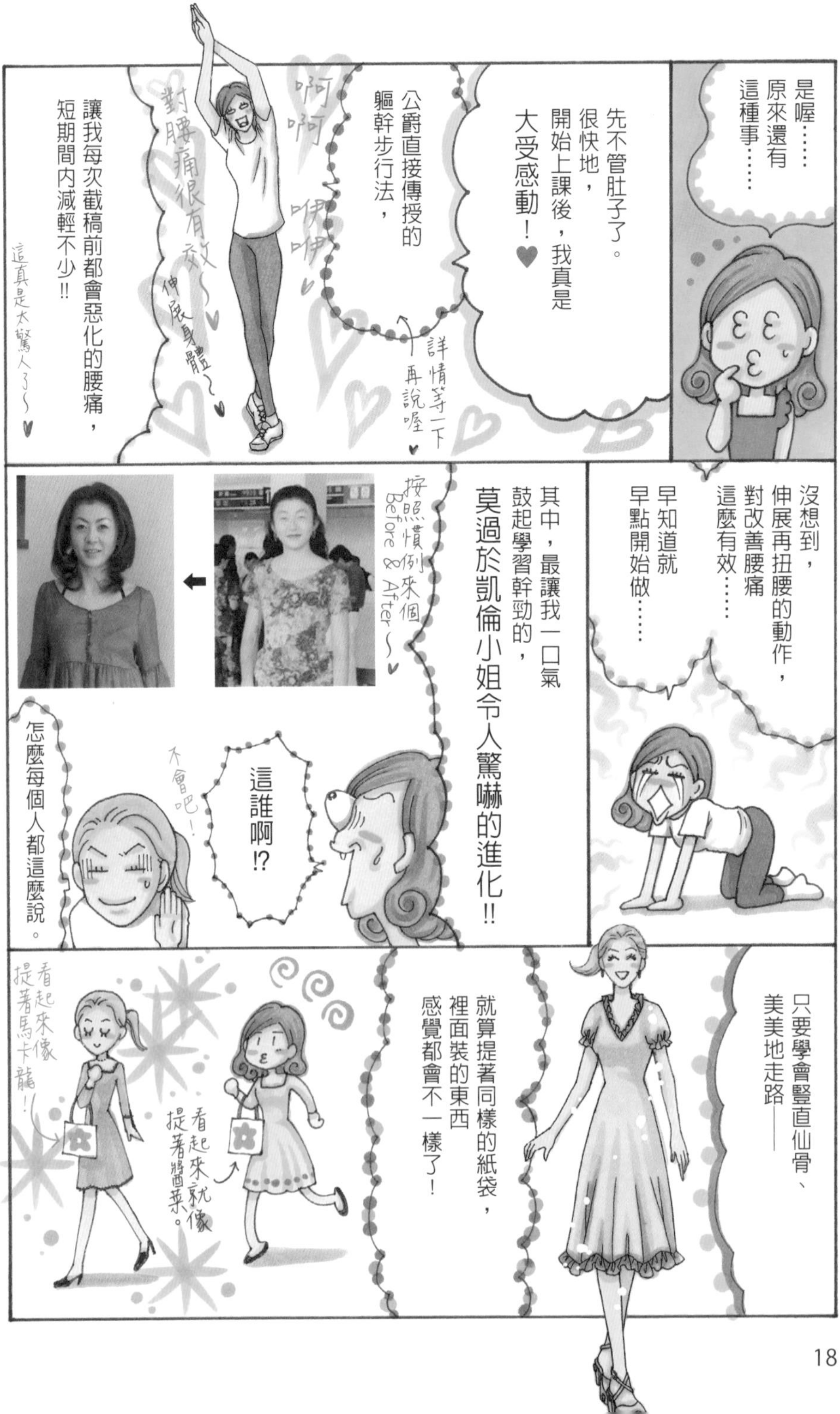

是喔……原來還有這種事……
先不管肚子了。很快地，開始上課後，我真是大受感動！♥
公爵直接傳授的軀幹步行法，
啊啊咿咿
詳情等一下再說喔♥
對腰痛很有效~
伸展身體~♥
讓我每次截稿前都會惡化的腰痛，短期間內減輕不少!!
這真是太驚人了~♥
沒想到，伸展再扭腰的動作，對改善腰痛這麼有效……
早知道就早點開始做……
其中，最讓我一口氣鼓起學習幹勁的，
莫過於凱倫小姐令人驚嚇的進化!!
按照慣例來個Before & After~♥
這誰啊!?
不會吧!
怎麼每個人都這麼說。
只要學會豎直仙骨、美美地走路——
就算提著同樣的紙袋，裡面裝的東西感覺都會不一樣了！
看起來像提著馬卡龍!
看起來就像提著醬菜。

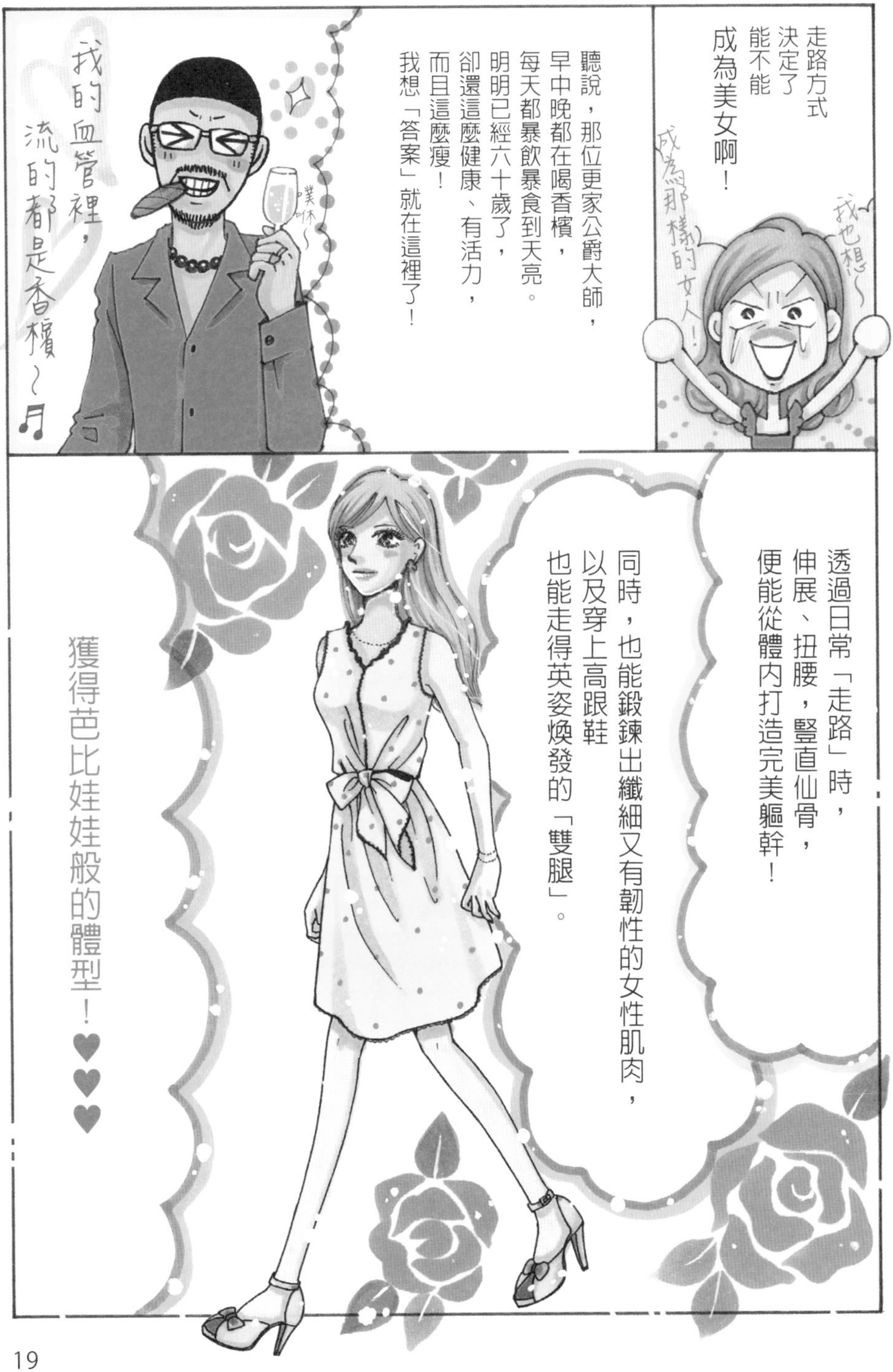
走路方式
決定了
能不能
成為美女啊！
我也想～
成為那樣的女人！
聽說，那位更家公爵大師，
早中晚都在喝香檳，
每天都暴飲暴食到天亮。
明明已經六十歲了，
卻還這麼健康、有活力，
而且這麼瘦！
我想「答案」就在這裡了！
噗咻～
我的血管裡，
流的都是香檳～♪
透過日常「走路」時，
伸展、扭腰，豎直仙骨，
便能從體內打造完美軀幹！
同時，也能鍛鍊出纖細又有韌性的女性肌肉，
以及穿上高跟鞋
也能走得英姿煥發的「雙腿」。
獲得芭比娃娃般的體型！♥♥♥

目錄

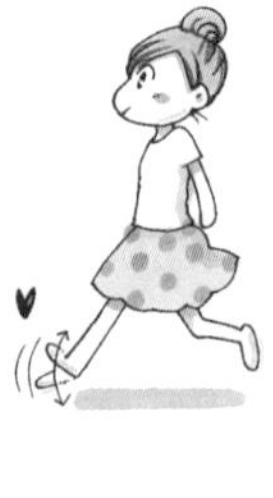

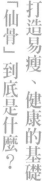

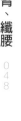

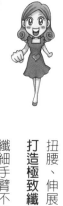

第三章【中半身篇】

徹底鍛鍊深層肌肉——找回少女般的平腹、瘦臀與美腿

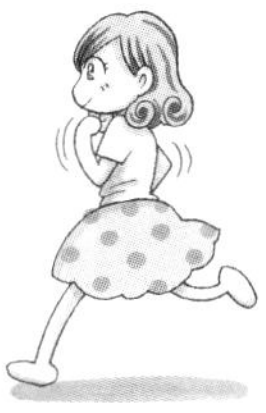

第四章【下半身篇】

只要一招、一式按摩，美腿自然養成，高跟鞋穿再久也不累！

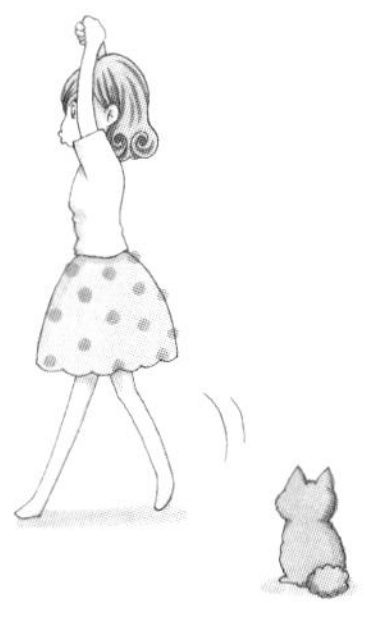

目錄

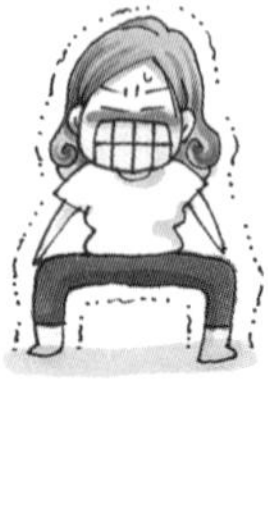

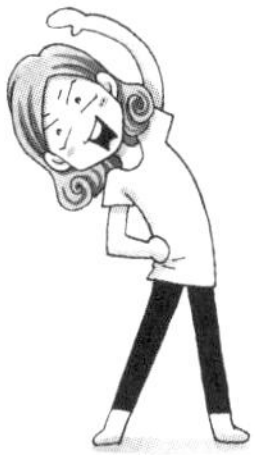

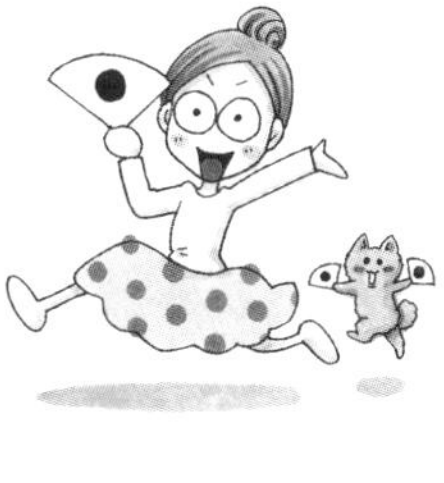

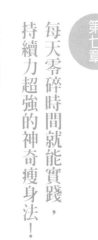

開始閱讀本書前

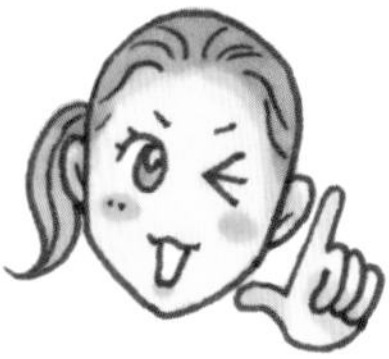

因應讀者們各種「想變成○○○」的想望，本書特別分門別類介紹了各種不同的瘦身與步行方法。以下，將各種方法整理為重點摘錄，建議讀者可依個人需求，從中找出想嘗試進行的部分。

想學會正確走路姿勢的人……

P.26　豎立仙骨的身體美姿入門
P.46　利用「手肘光波」打造易瘦體質
P.68　強化腳底擺動操（前後、左右、斜角）
P.84　用高跟鞋也能鍛鍊內收肌！

想利用步行法瘦身的人…

P.54　找回平腹的挺肚臍韻律操
P.59　蹲馬步操，燃燒內側脂肪
P.78　3D仙骨豎直法
P.86　帶有女人味的活力步姿，加強瘦身

想改善身體歪斜狀況的人…

P.40　轉動肩膀、燃燒內臟脂肪
P.42　打造極致纖腰的軀幹步行法
P.44　扭轉手臂，甩開蝴蝶袖
P.56　勤練抬單腿操，瘦臀又細腿
P.71　按出全身健康的腳底按摩

第一章

打造易瘦、健康的基礎——「仙骨」到底是什麼？

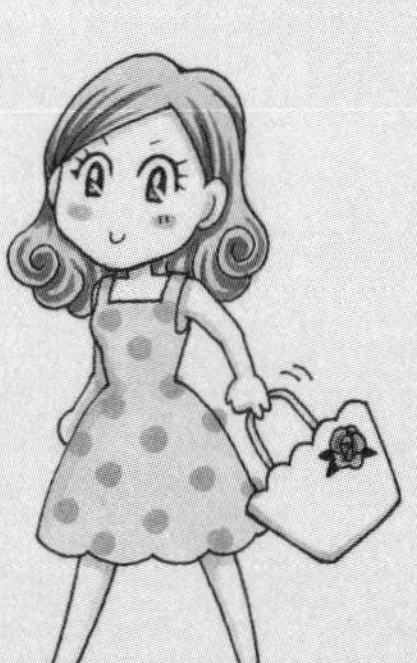

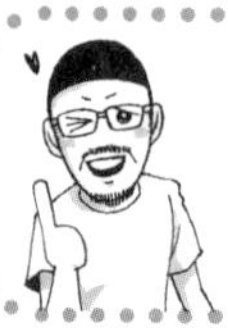

豎直仙骨，就能提升女性荷爾蒙!?
豎立仙骨的身體美姿入門

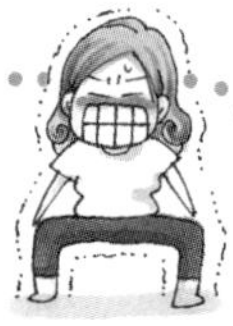

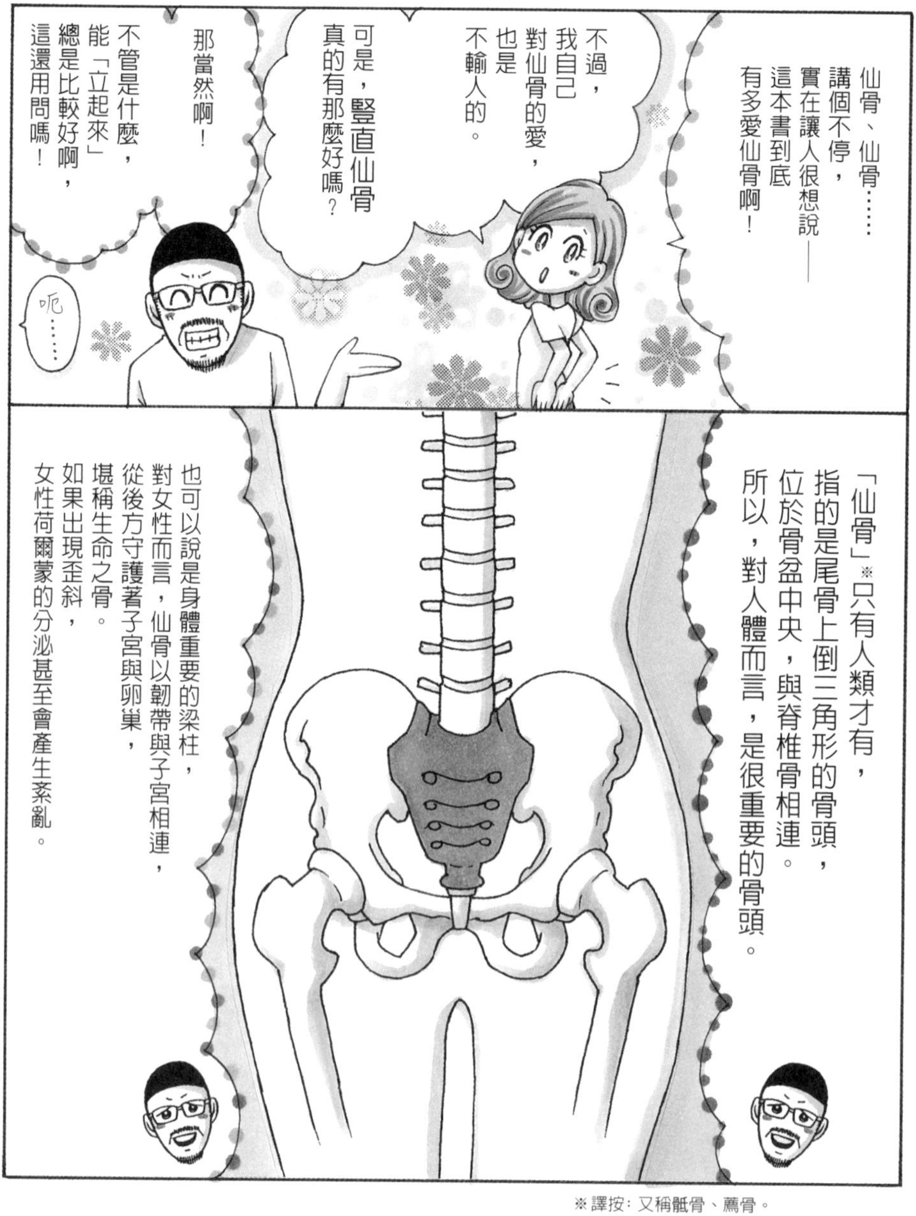
仙骨、仙骨……講個不停，實在讓人很想說——這本書到底有多愛仙骨啊！
不過，我自己對仙骨的愛，也是不輸人的。
可是，豎直仙骨真的有那麼好嗎？
那當然啊！
不管是什麼，能「立起來」總是比較好啊，這還用問嗎！
呃……
「仙骨」※只有人類才有，指的是尾骨上倒三角形的骨頭，位於骨盆中央，與脊椎骨相連。所以，對人體而言，是很重要的骨頭。
也可以說是身體重要的梁柱，對女性而言，仙骨以韌帶與子宮相連，從後方守護著子宮與卵巢，堪稱生命之骨。如果出現歪斜，女性荷爾蒙的分泌甚至會產生紊亂。

※譯按：又稱骶骨、薦骨。

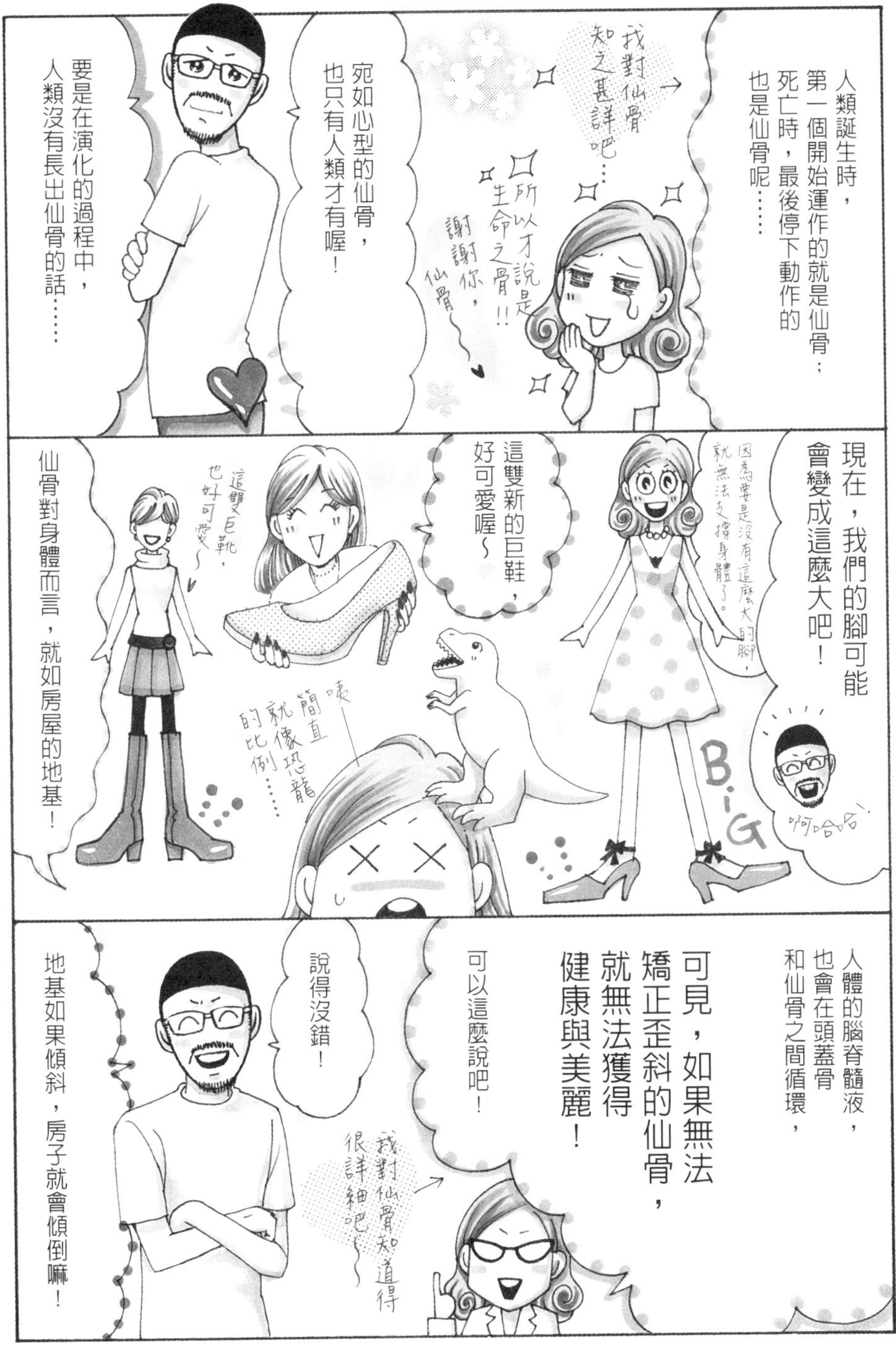

人類誕生時，第一個開始運作的就是仙骨；死亡時，最後停下動作的也是仙骨呢……
我對仙骨知之甚詳吧……
所以才說是生命之骨!!
謝謝你，仙骨～
宛如心型的仙骨，也只有人類才有喔！
要是在演化的過程中，人類沒有長出仙骨的話……
現在，我們的腳可能會變成這麼大吧！
因為要是沒有這麼大的腳，就無法支撐身體了。
BiG
啊哈哈！
這雙新的巨鞋，好可愛喔～
唉 簡直就像恐龍的比例……
這雙巨靴，也好可愛～
仙骨對身體而言，就如房屋的地基！
人體的腦脊髓液，也會在頭蓋骨和仙骨之間循環，
可見，如果無法矯正歪斜的仙骨，就無法獲得健康與美麗！
可以這麼說吧！
我對仙骨知道得很詳細吧～
說得沒錯！
地基如果傾斜，房子就會傾倒嘛！

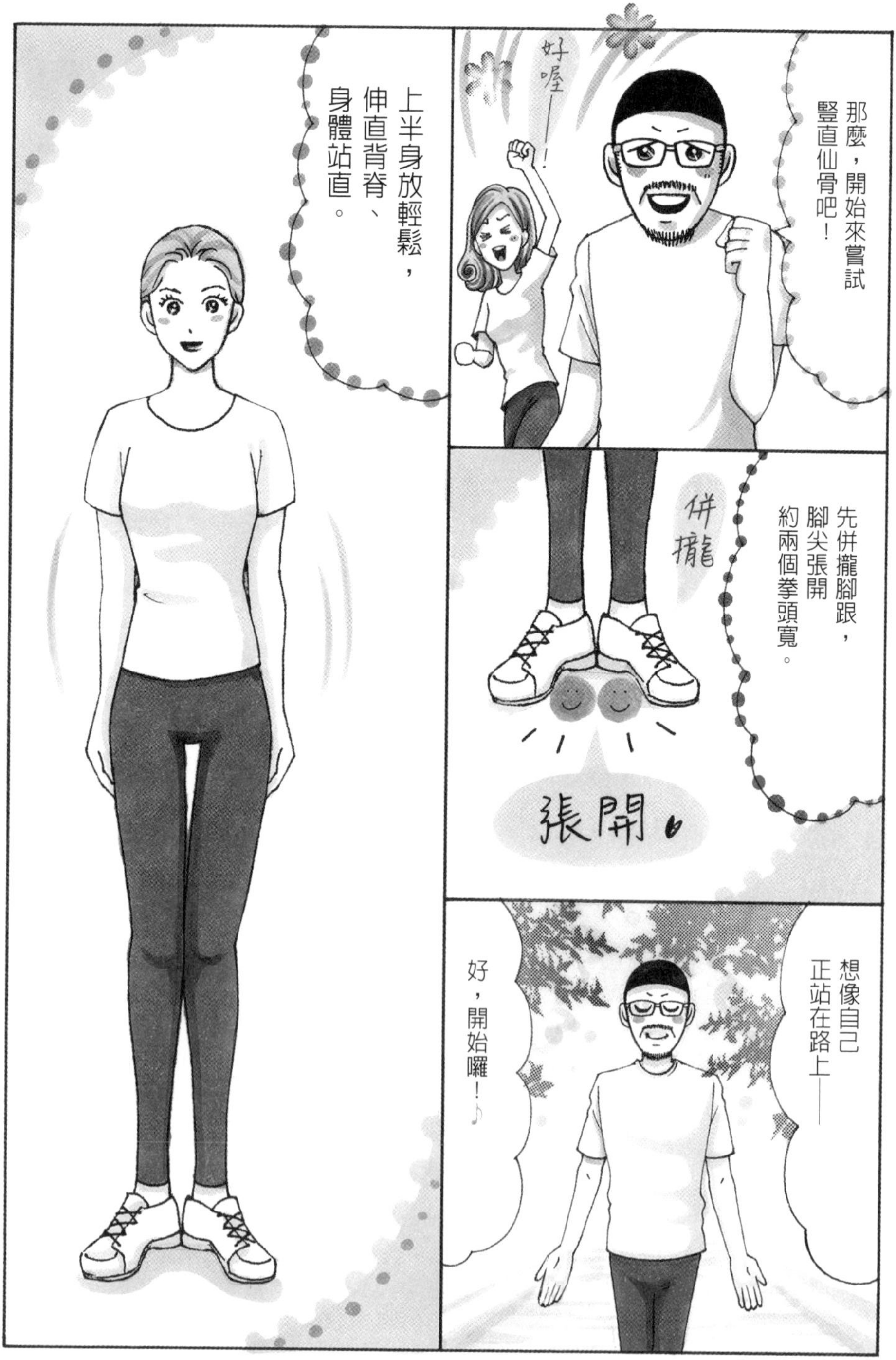
那麼，開始來嘗試
豎直仙骨吧！
好喔——！
上半身放輕鬆，
伸直背脊、
身體站直。
先併攏腳跟，
腳尖張開
約兩個拳頭寬。
併攏
張開
想像自己
正站在路上——
好，開始囉！♪

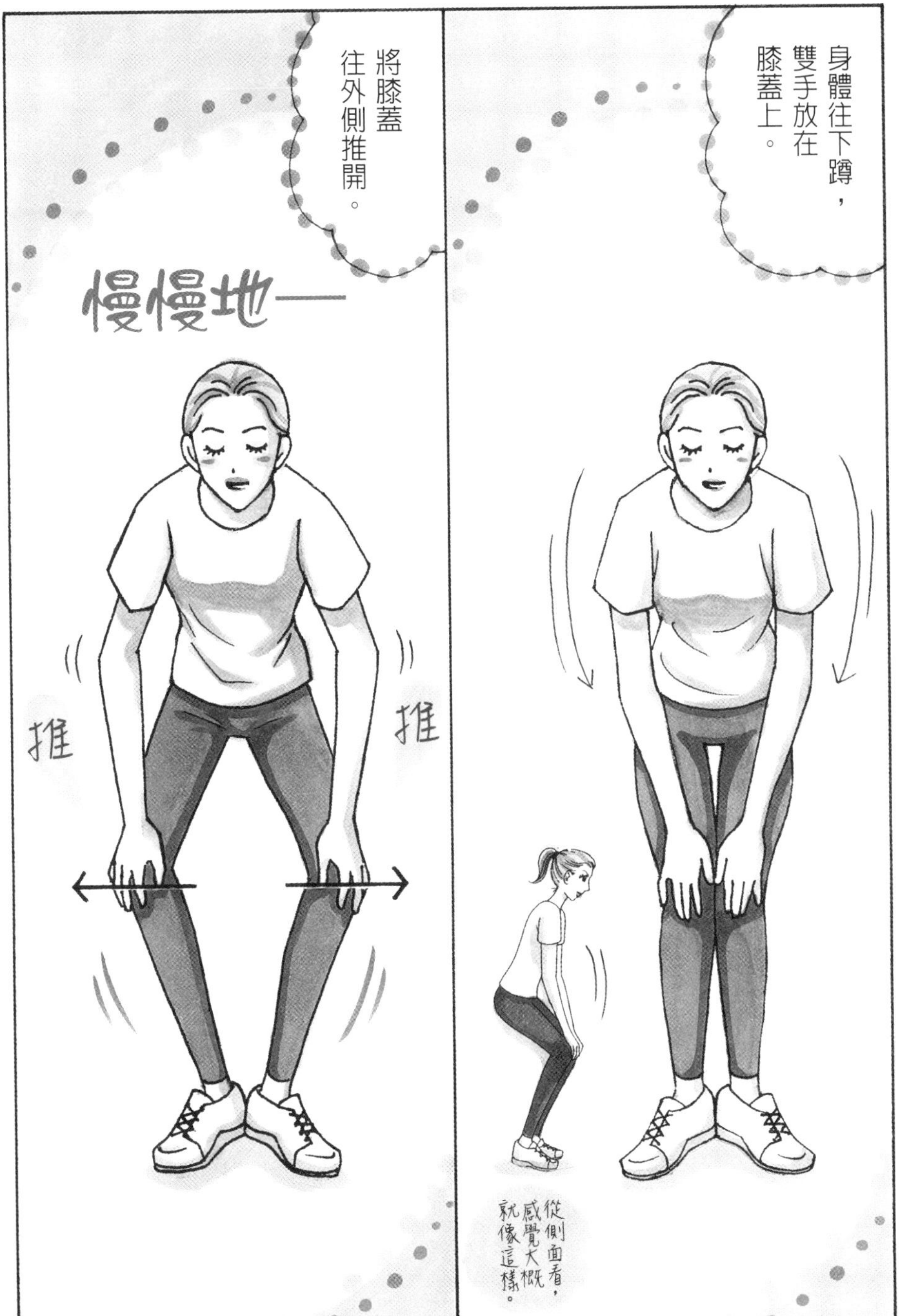
身體往下蹲，雙手放在膝蓋上。
從側面看，感覺大概就像這樣。
將膝蓋往外側推開。
慢慢地——
推
推

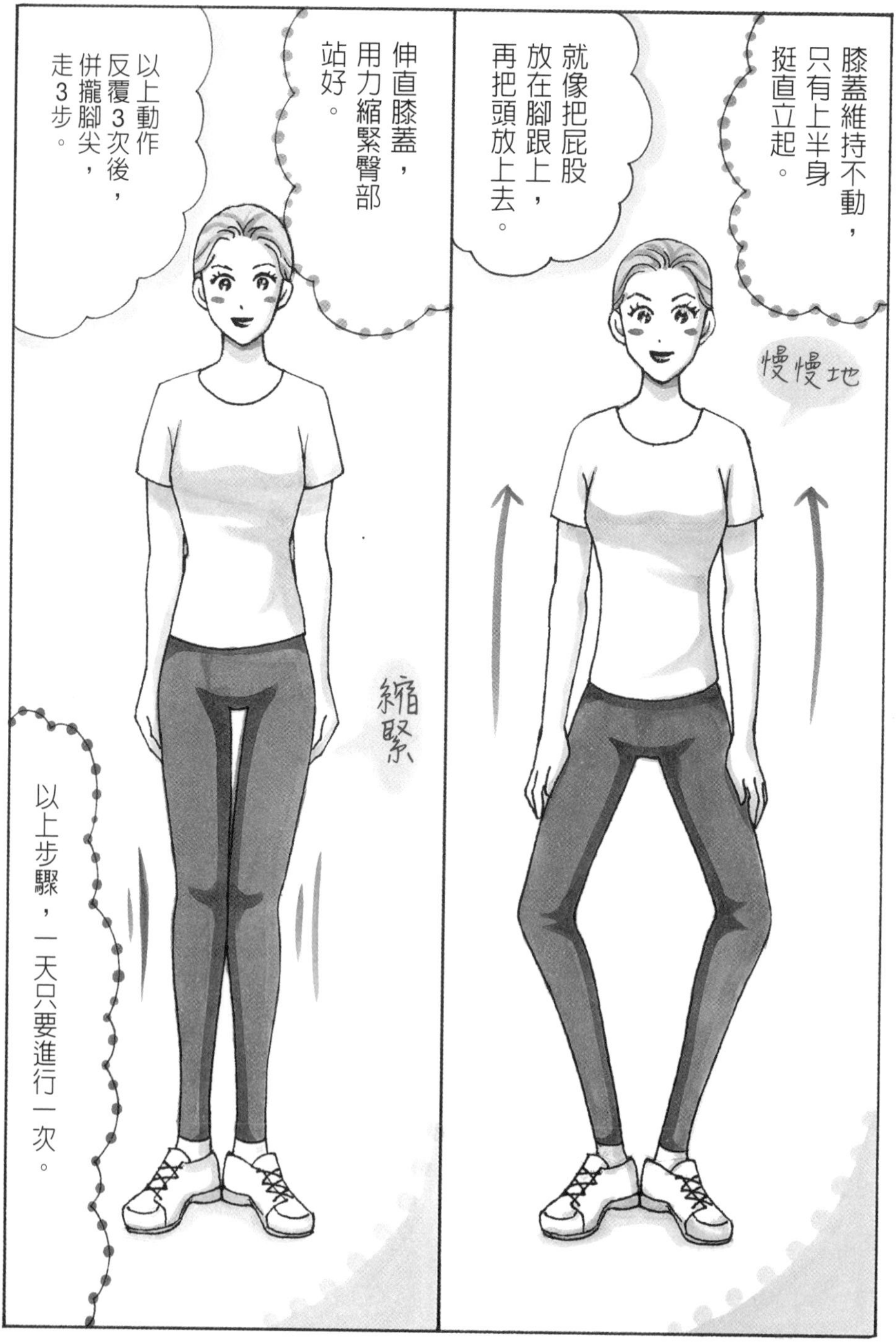
膝蓋維持不動，只有上半身挺直立起。
就像把屁股放在腳跟上，再把頭放上去。
慢慢地
伸直膝蓋，用力縮緊臀部站好。
以上動作反覆3次後，併攏腳尖，走3步。
縮緊
以上步驟，一天只要進行一次。

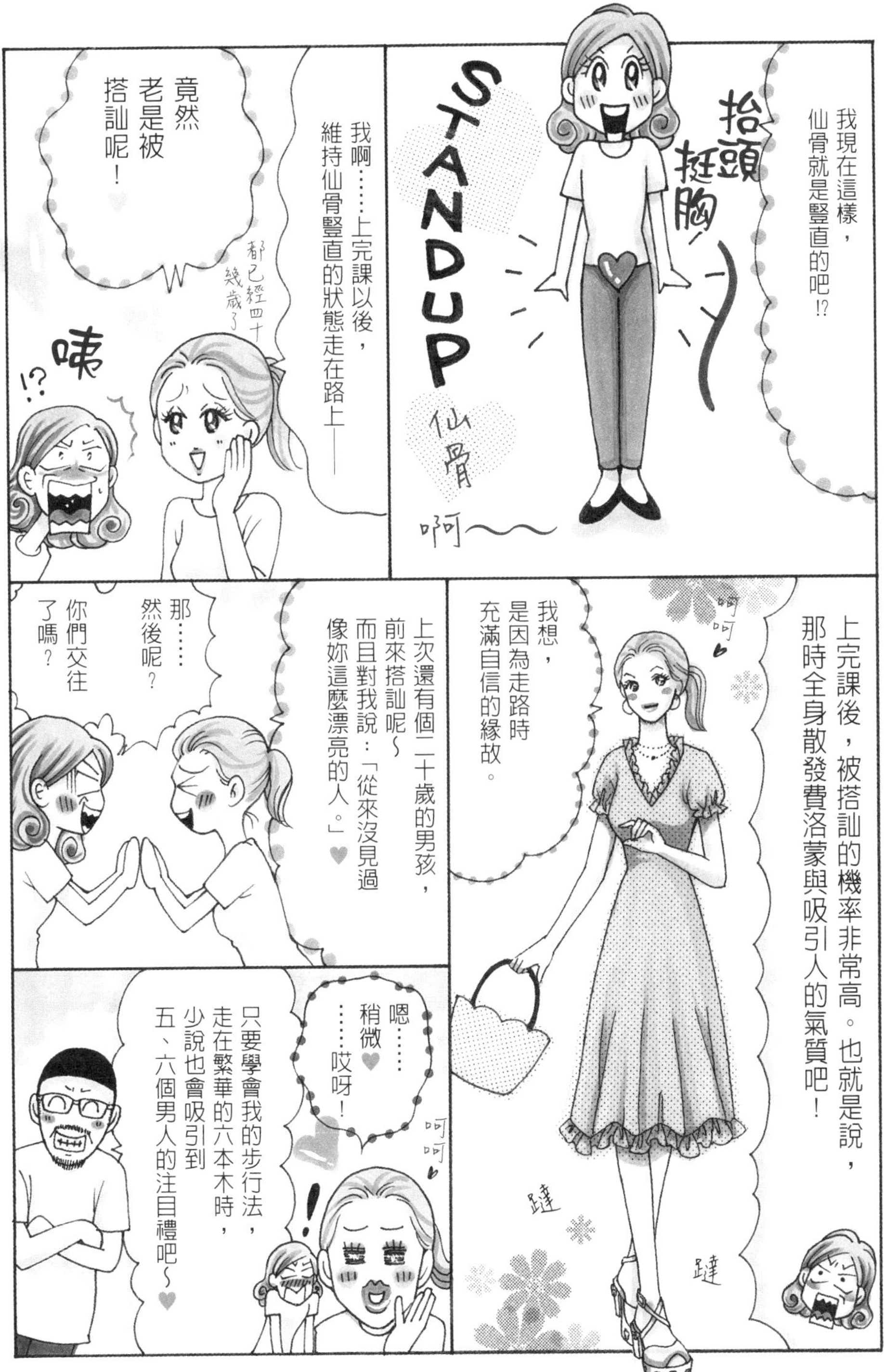

我現在這樣，仙骨就是豎直的吧!?
抬頭挺胸
STANDUP
仙骨
啊～～
我啊……上完課以後，維持仙骨豎直的狀態走在路上——
都已經四十幾歲了
竟然老是被搭訕呢！
咦
!?
上完課後，被搭訕的機率非常高。也就是說，那時全身散發費洛蒙與吸引人的氣質吧！
我想，是因為走路時充滿自信的緣故。
呵呵
躂
躂
上次還有個二十歲的男孩，前來搭訕呢～而且對我說：「從來沒見過像妳這麼漂亮的人。」
那……然後呢？
你們交往了嗎？
嗯……稍微……哎呀！
呵呵
只要學會我的步行法，走在繁華的六本木時，少說也會吸引到五、六個男人的注目禮吧～

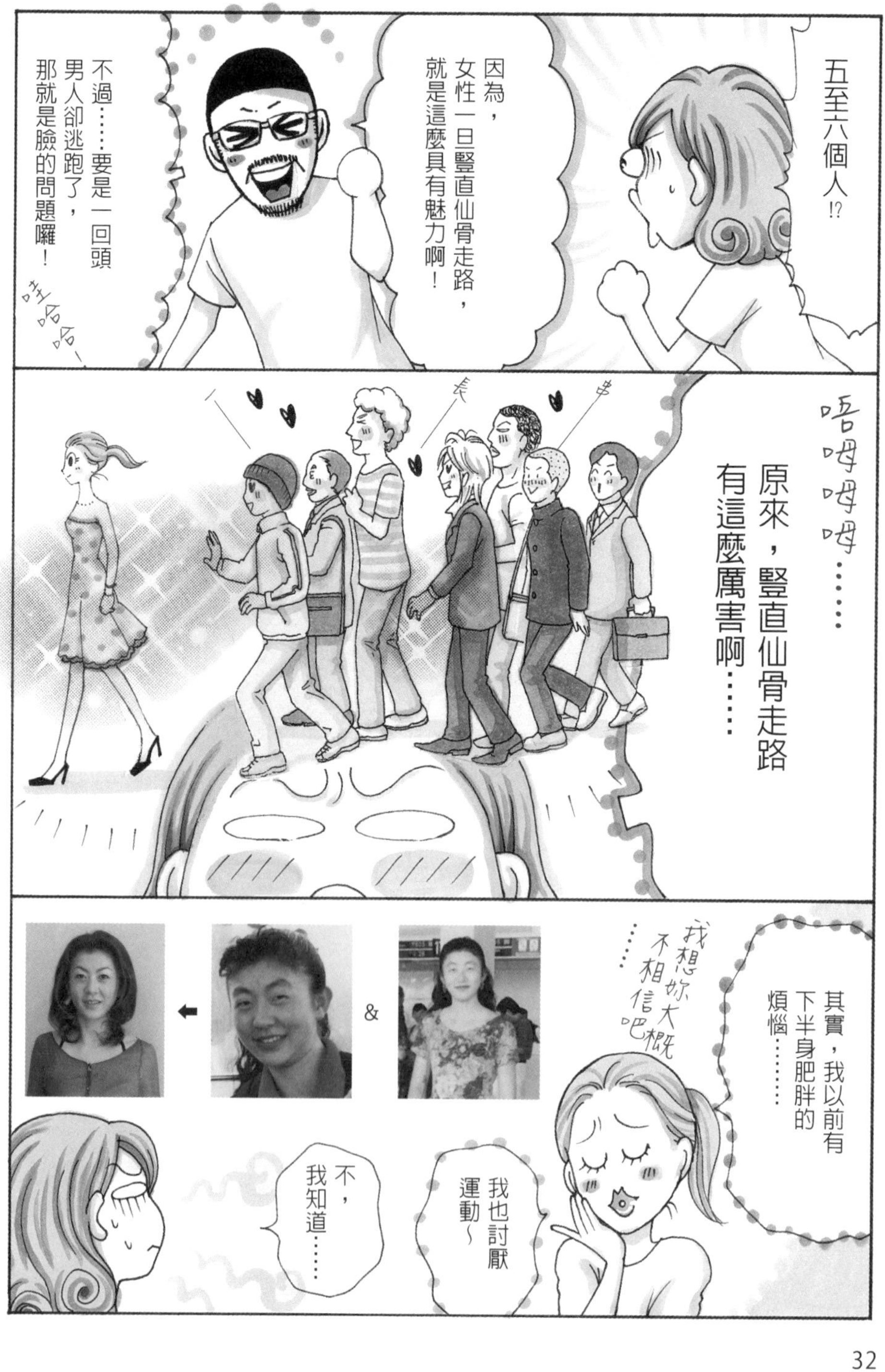

五至六個人!?
因為，女性一旦豎直仙骨走路，就是這麼具有魅力啊！
不過……要是一回頭男人卻逃跑了，那就是臉的問題囉！
哇哈哈～
唔姆姆姆……
原來，豎直仙骨走路有這麼厲害啊……
其實，我以前有下半身肥胖的煩惱……
我想妳大概不相信吧……
&
我也討厭運動～
不，我知道……

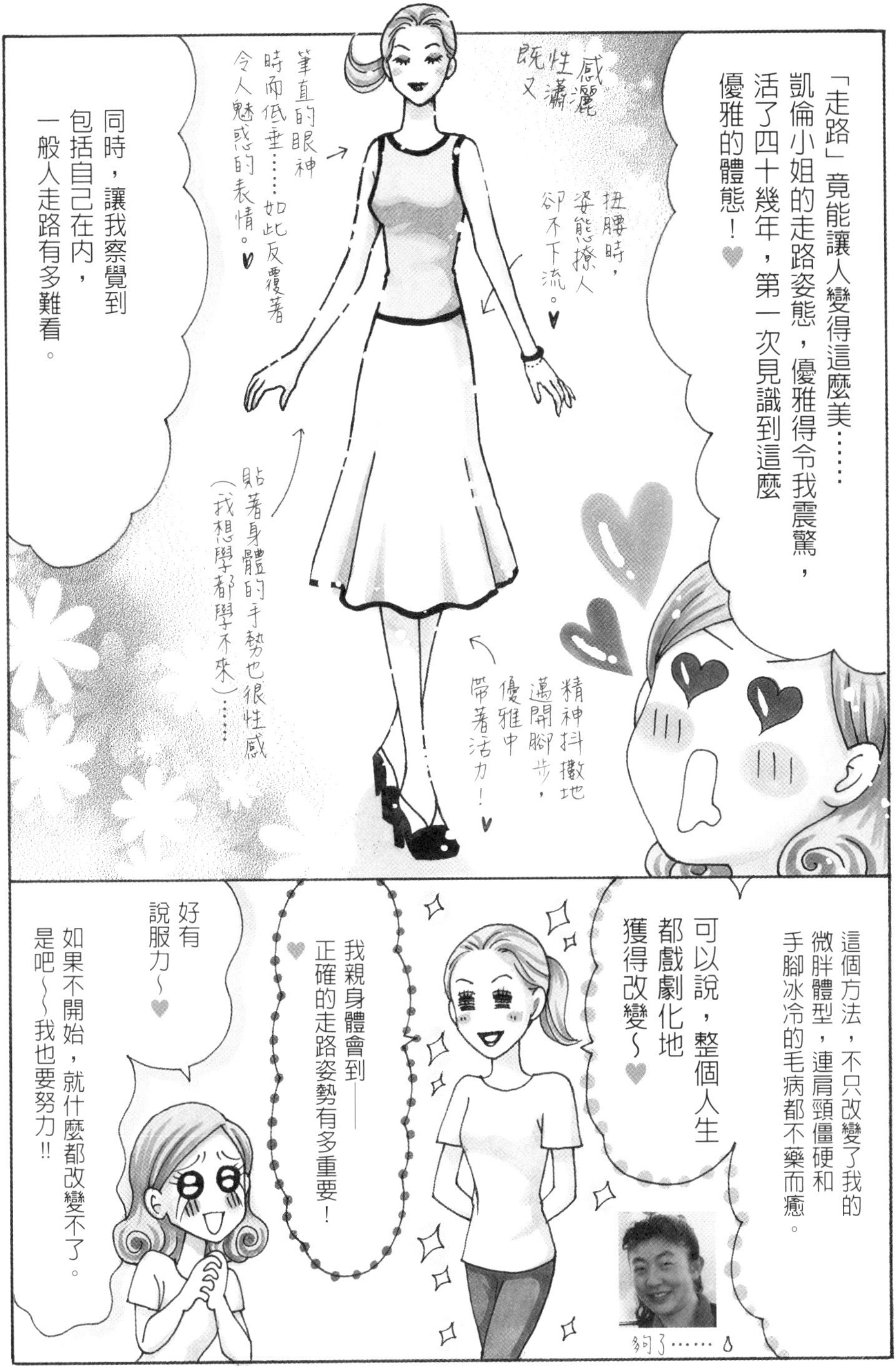
「走路」竟能讓人變得這麼美……
凱倫小姐的走路姿態，優雅得令我震驚，
活了四十幾年，第一次見識到這麼
優雅的體態！
既瀟灑又性感
筆直的眼神
時而低垂……如此反覆著
令人魅惑的表情。
扭腰時，
姿態撩人
卻不下流。
貼著身體的手勢也很性感
（我想學都學不來）……
精神抖擻地
邁開腳步，
優雅中
帶著活力！
同時，讓我察覺到
包括自己在內，
一般人走路有多難看。
這個方法，不只改變了我的
微胖體型，連肩頸僵硬和
手腳冰冷的毛病都不藥而癒。
可以說，整個人生
都戲劇化地
獲得改變～
夠了……
我親身體會到——
正確的走路姿勢有多重要！
好有
說服力～
如果不開始，就什麼都改變不了。
是吧～～我也要努力!!

一起來，豎直仙骨總複習！

先將腳跟併攏，
腳尖張開
約兩個拳頭寬。

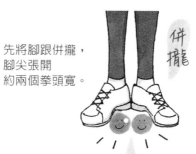

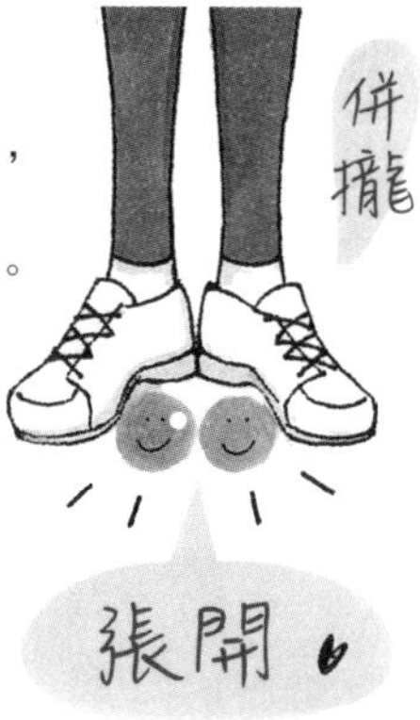

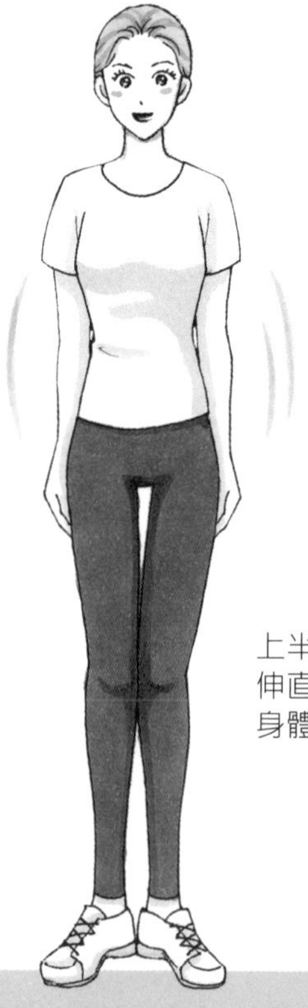

上半身放輕鬆，
伸直背脊、
身體站直。

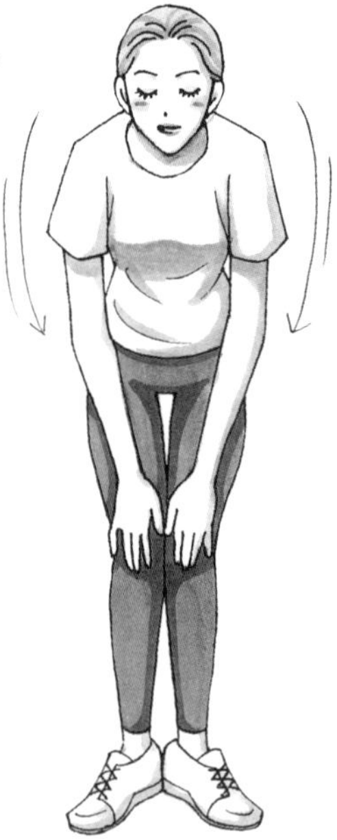

身體往下蹲，
雙手放在
膝蓋上。

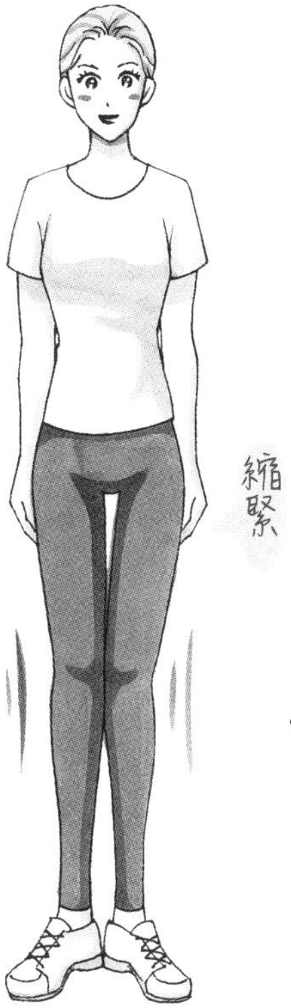

伸直膝蓋，
用力縮緊臀部
站好。

以上動作反覆3次後，
併攏腳尖，走3步。

將膝蓋
往外側推開。

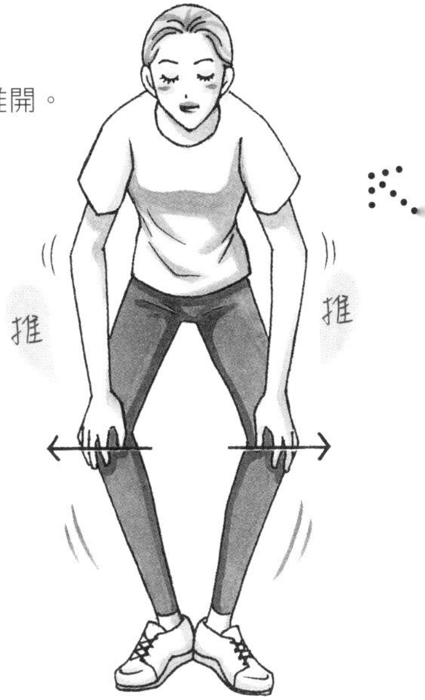

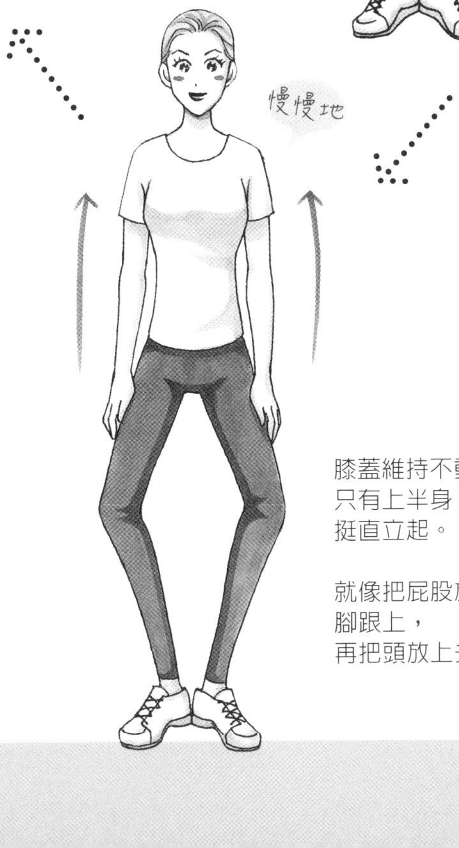

膝蓋維持不動，
只有上半身
挺直立起。

就像把屁股放在
腳跟上，
再把頭放上去。

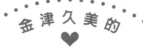

金津久美的❤美麗小習慣

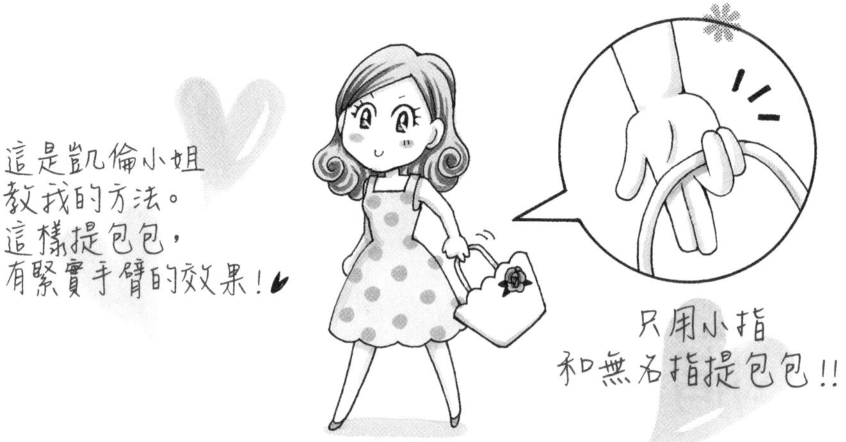
這是凱倫小姐
教我的方法。
這樣提包包，
有緊實手臂的效果！
只用小指
和無名指提包包!!

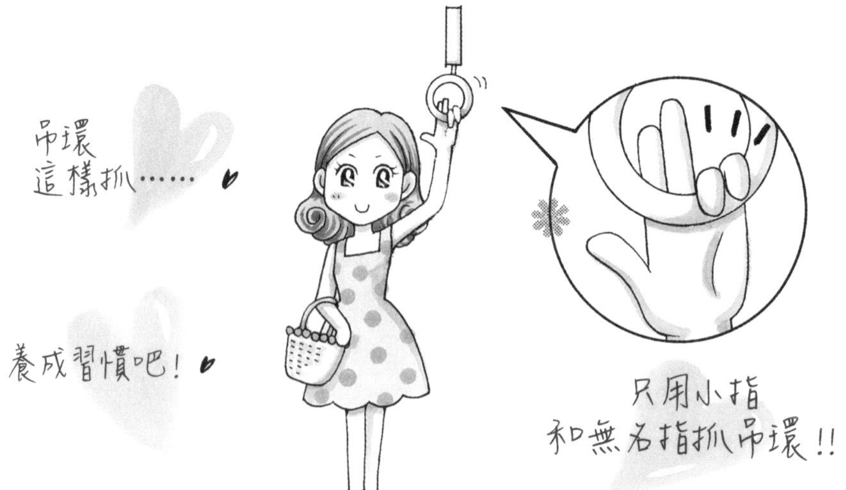
吊環
這樣抓……
養成習慣吧！
只用小指
和無名指抓吊環!!

第二章

【上半身篇】

扭轉、伸展，擁有纖臂、細腰，輕鬆化身燃脂體質

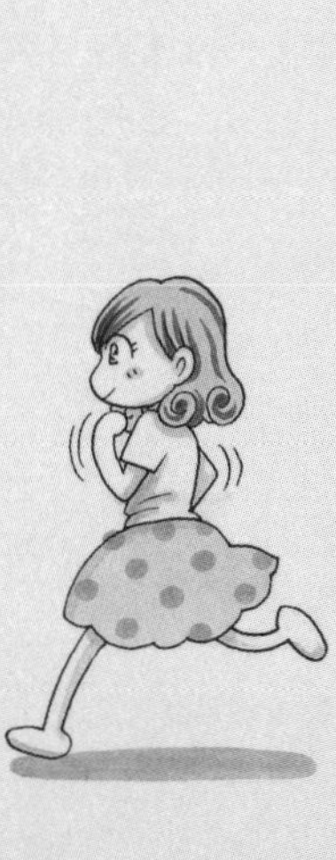

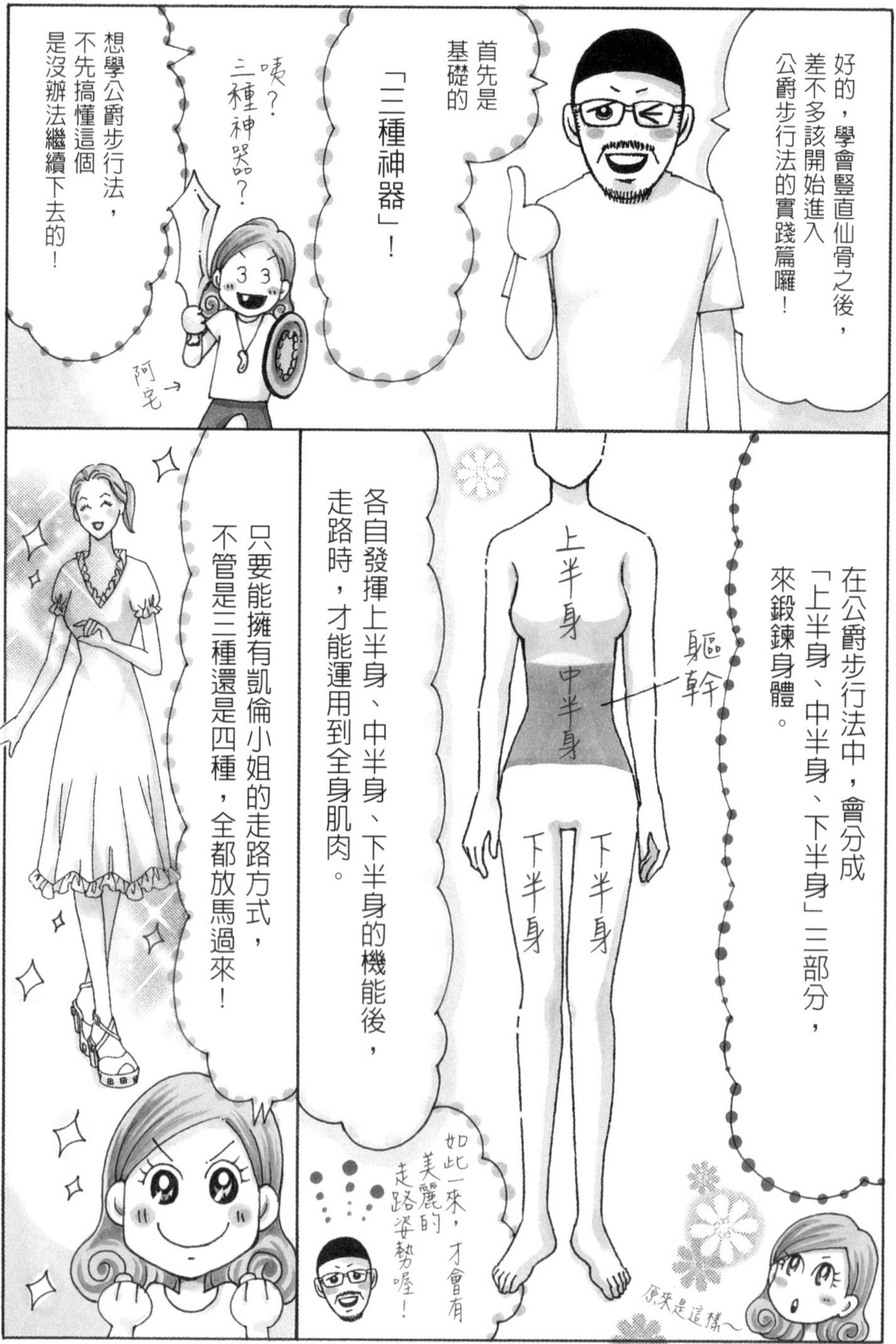
好的，學會豎直仙骨之後，差不多該開始進入公爵步行法的實踐篇囉！
首先是基礎的「三種神器」！
咦？三種神器？
阿宅→
想學公爵步行法，不先搞懂這個是沒辦法繼續下去的！
在公爵步行法中，會分成「上半身、中半身、下半身」三部分，來鍛鍊身體。
上半身
軀幹
中半身
下半身
下半身
各自發揮上半身、中半身、下半身的機能後，走路時，才能運用到全身肌肉。
如此一來，才會有美麗的走路姿勢喔！
原來是這樣～
只要能擁有凱倫小姐的走路方式，不管是三種還是四種，全都放馬過來！

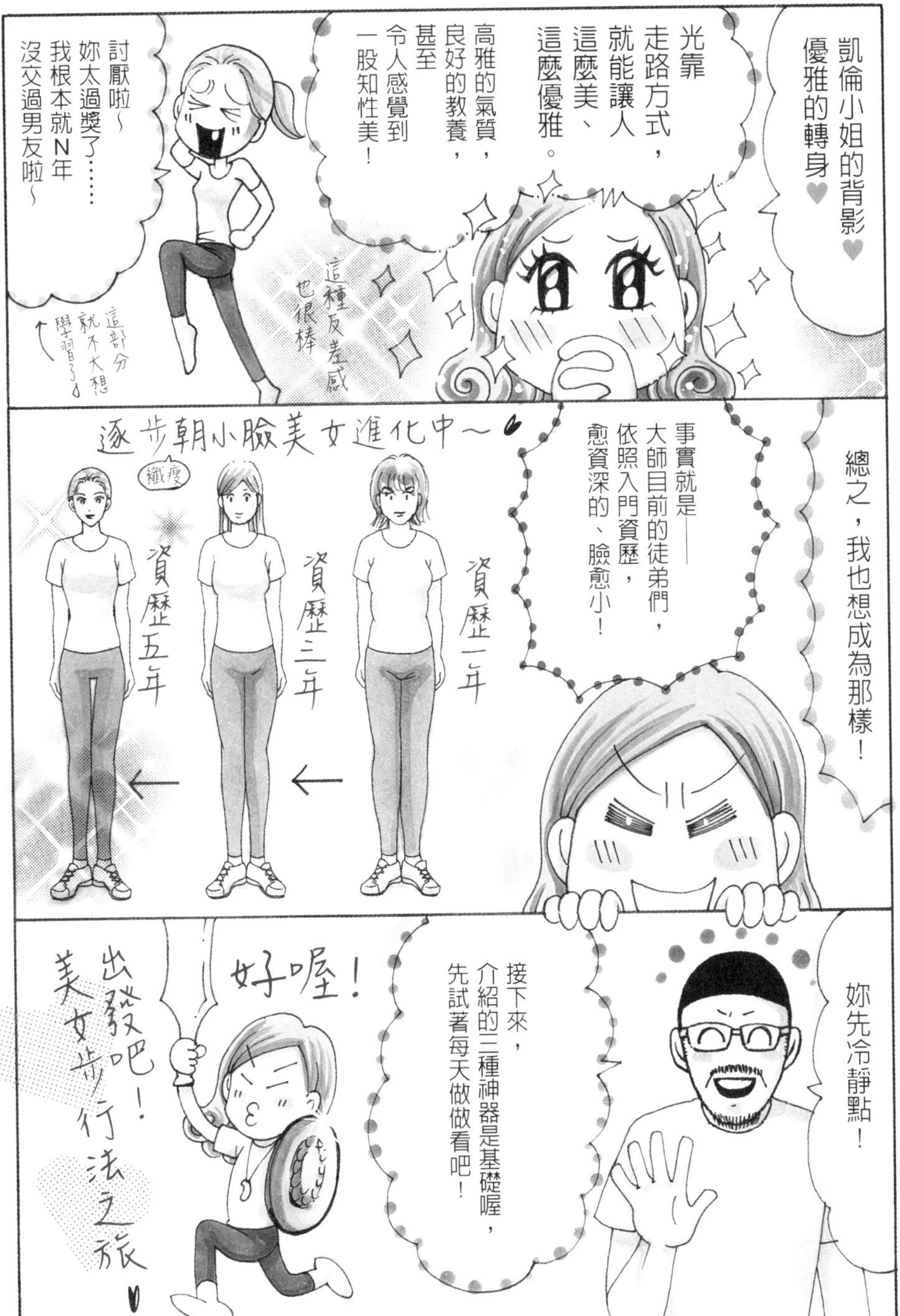
凱倫小姐的背影♥優雅的轉身♥
光靠走路方式，就能讓人這麼美、這麼優雅。
高雅的氣質，良好的教養，甚至令人感覺到一股知性美！
這種反差感也很棒
討厭啦～妳太過獎了……我根本就N年沒交過男友啦～
這部分就不太想學習了
總之，我也想成為那樣！
事實就是——大師目前的徒弟們，依照入門資歷，愈資深的、臉愈小！
逐步朝小臉美女進化中～
資歷一年
資歷三年
纖瘦
資歷五年
妳先冷靜點！
接下來，介紹的三種神器是基礎喔，先試著每天做做看吧！
好喔！
出發吧！美女步行法之旅

一次擁有纖瘦的肩與腿！
轉動肩膀、燃燒內臟脂肪

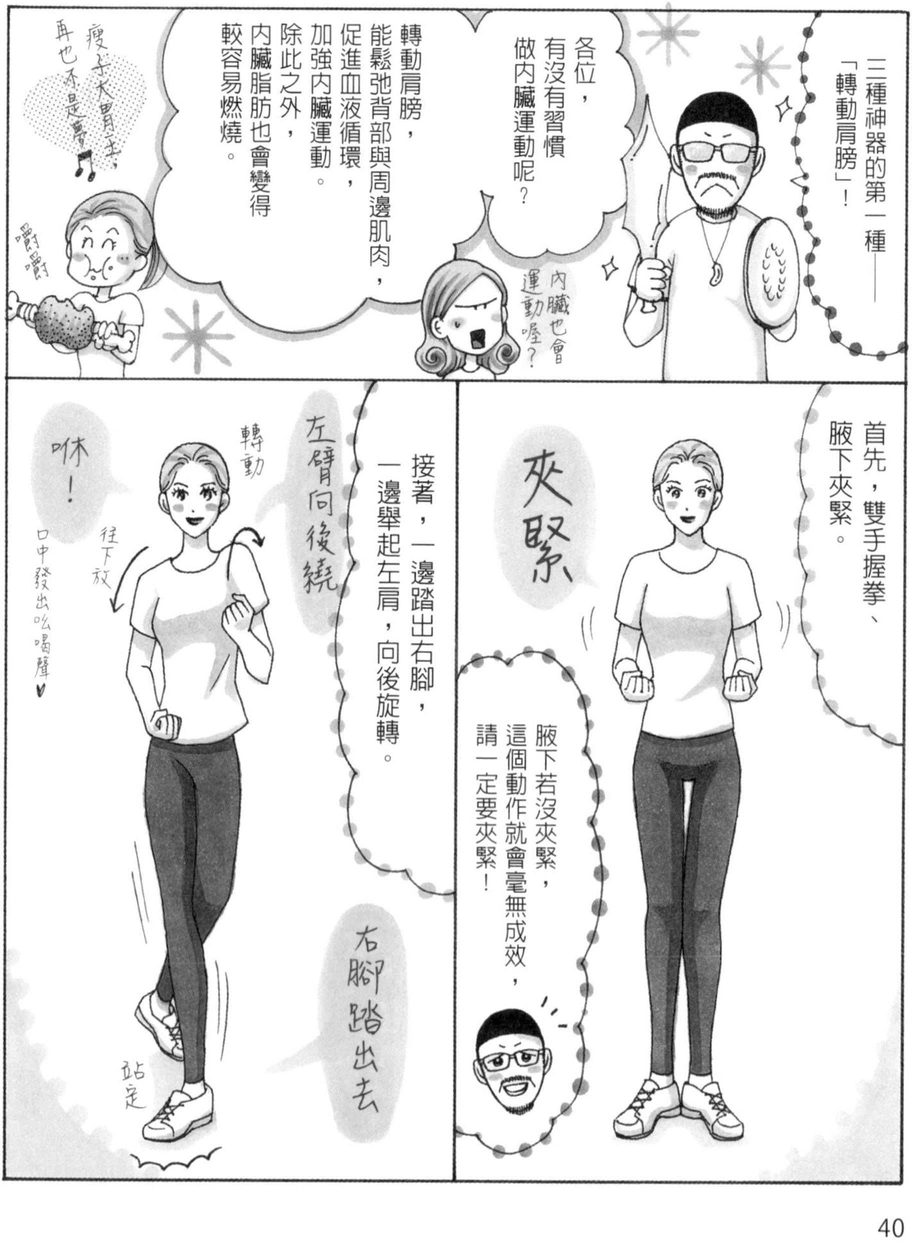

三種神器的第一種——「轉動肩膀」！
各位，有沒有習慣做內臟運動呢？
內臟也會運動喔？
轉動肩膀，能鬆弛背部與周邊肌肉，促進血液循環，加強內臟運動。除此之外，內臟脂肪也會變得較容易燃燒。
瘦子大胃王，再也不是夢
嚼嚼
首先，雙手握拳、腋下夾緊。
夾緊
腋下若沒夾緊，這個動作就會毫無成效，請一定要夾緊！
接著，一邊踏出右腳，一邊舉起左肩，向後旋轉。
左臂向後繞
轉動
往下放
咻！
口中發出吆喝聲
右腳踏出去
站定

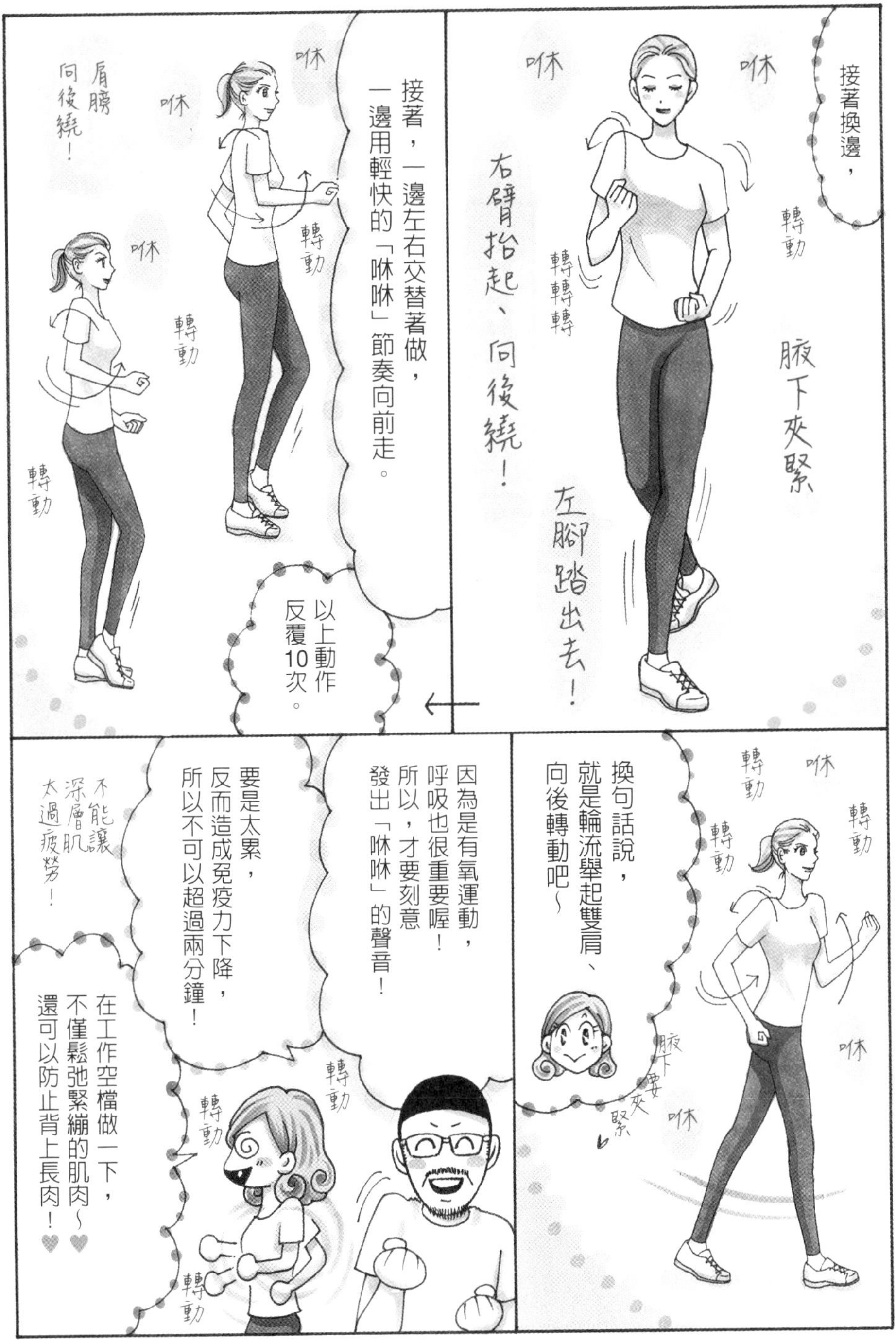
接著換邊，
咻
咻
右臂抬起、向後繞！
轉動
轉轉轉
腋下夾緊
左腳踏出去！
接著，一邊左右交替著做，一邊用輕快的「咻咻」節奏向前走。
咻
咻
肩膀向後繞！
轉動
咻
轉動
轉動
以上動作反覆10次。
換句話說，就是輪流舉起雙肩、向後轉動吧～
轉動
咻
轉動
轉動
咻
腋下要夾緊
咻
因為是有氧運動，呼吸也很重要喔！所以，才要刻意發出「咻咻」的聲音！
要是太累，反而造成免疫力下降，所以不可以超過兩分鐘！
不能讓深層肌太過疲勞！
在工作空檔做一下，不僅鬆弛緊繃的肌肉～還可以防止背上長肉！♥♥
轉動
轉動
轉動

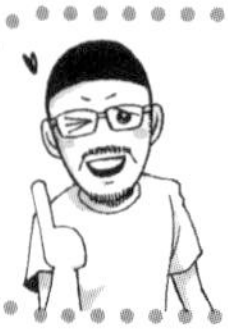

扭腰、伸展，打造極致纖腰的軀幹步行法

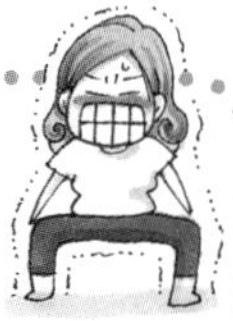

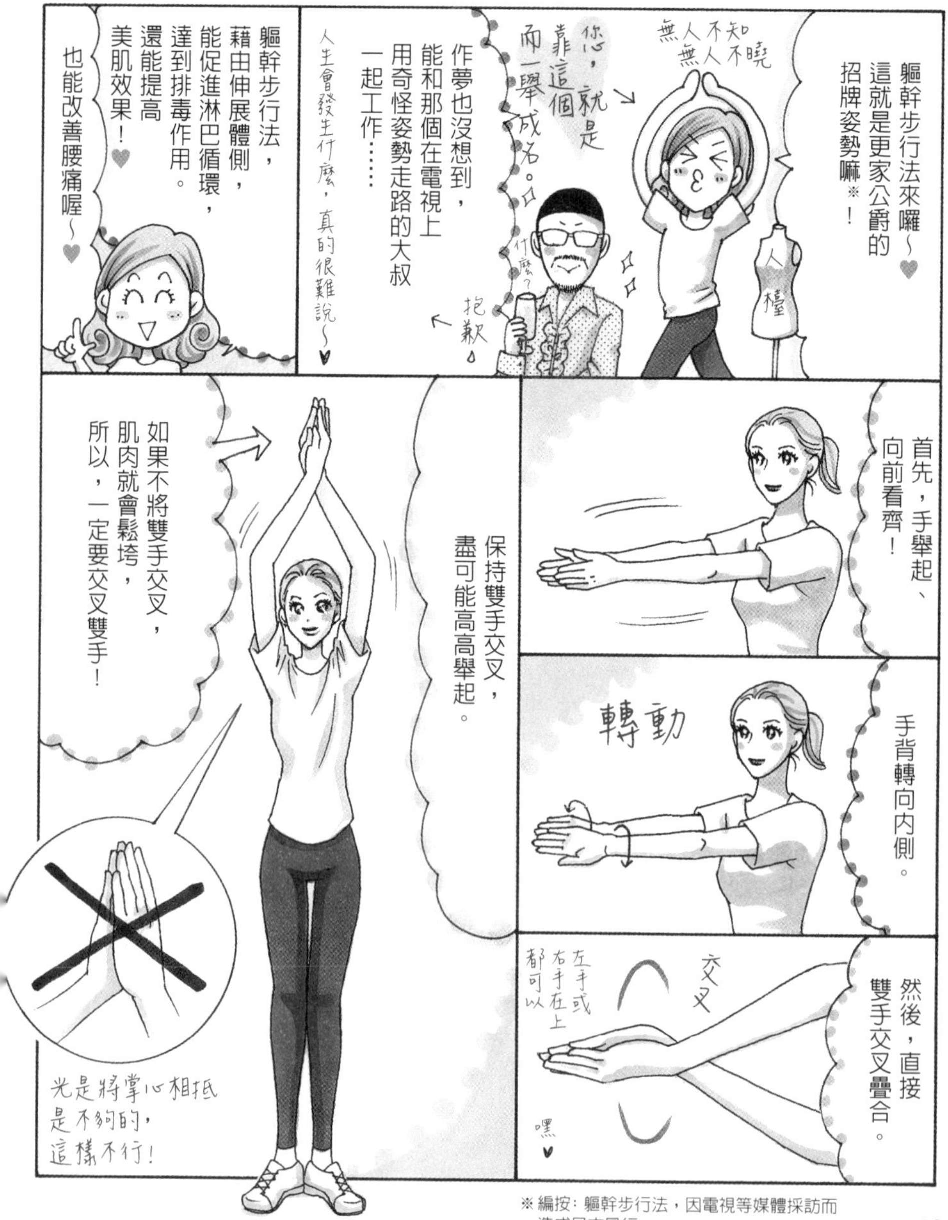

軀幹步行法來囉～♥這就是更家公爵的招牌姿勢嘛※！
無人不知 無人不曉
您，就是靠這個而一舉成名。
人檯
什麼？
抱歉
作夢也沒想到，能和那個在電視上用奇怪姿勢走路的大叔一起工作……
人生會發生什麼，真的很難說～♥
軀幹步行法，藉由伸展體側，能促進淋巴循環，達到排毒作用。還能提高美肌效果！♥
也能改善腰痛喔～♥
首先，手舉起、向前看齊！
手背轉向內側。
轉動
然後，直接雙手交叉疊合。
交叉
左手或右手在上都可以
嘿♥
保持雙手交叉，盡可能高高舉起。
如果不將雙手交叉，肌肉就會鬆垮，所以，一定要交叉雙手！
光是將掌心相抵是不夠的，這樣不行！

※編按：軀幹步行法，因電視等媒體採訪而造成日本風行。

保持這個姿勢，右腳往前踏出一步，同時從腰部慢慢將上半身往右斜後方扭轉。
頭不要動
朝右側扭腰
咻
扭轉
右腳往前
腳尖向外
扭到不能再扭為止！
伸展~~~
咻
扭到極限
扭腰
腳尖向外
不要變成內八！
再來，身體一邊轉回正面。這次換左腳往前踏一步，上半身同樣往左斜後方扭轉。
頭部不動
咻
伸展~~
扭腰
左腳往前
腳尖向外
扭到不能再扭為止！
一邊左右交換做，一邊向前走約10步。
這套動作，除了消除下胸圍贅肉，還能減輕腰痛，我每天都會在客廳進行喔！
伸展這個部分對改善腰痛有幫助~
我超推薦！

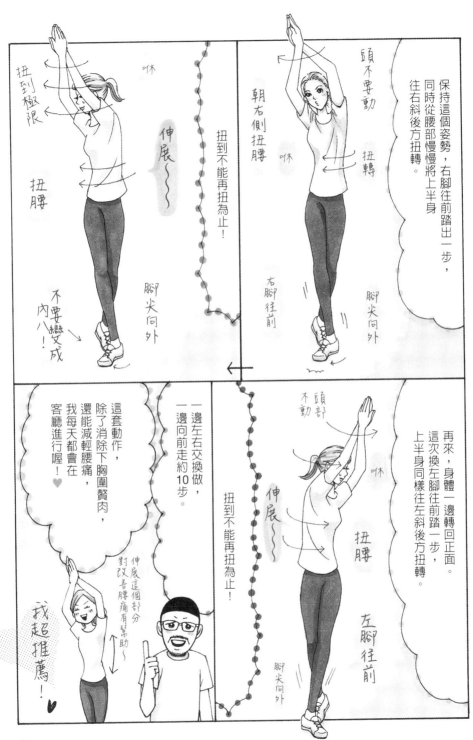

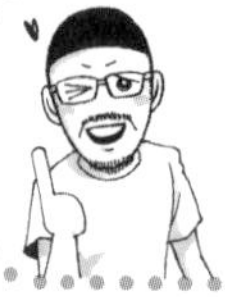

纖細手臂不是夢想！
扭轉手臂，甩開蝴蝶袖

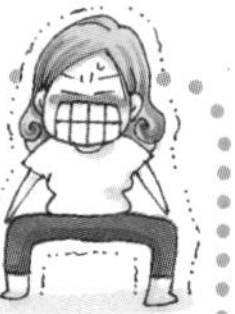

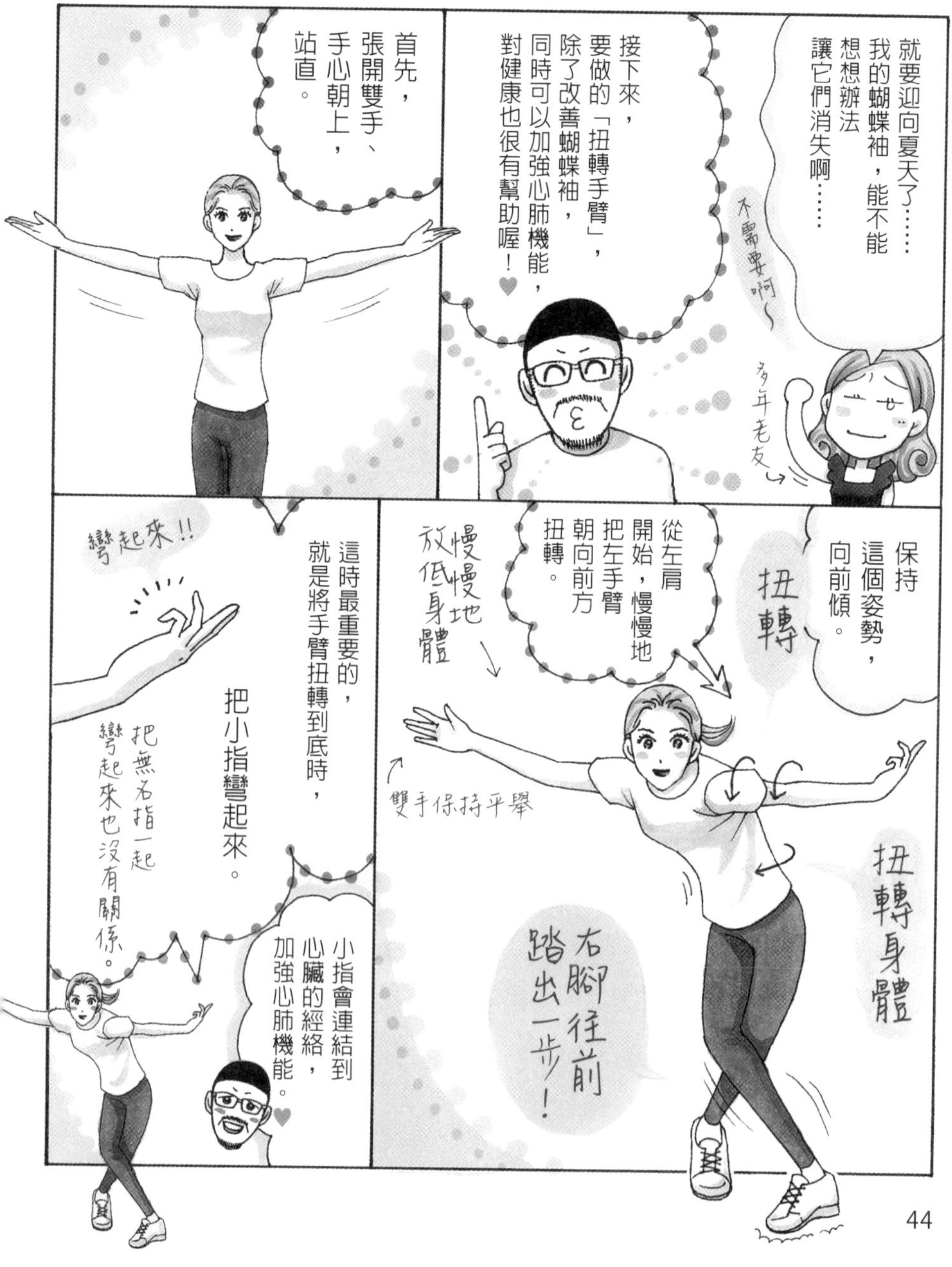
就要迎向夏天了……我的蝴蝶袖，能不能想想辦法讓它們消失啊……
不需要啊～
多年老友
接下來，要做的「扭轉手臂」，除了改善蝴蝶袖，同時可以加強心肺機能，對健康也很有幫助喔！♥
首先，張開雙手、手心朝上，站直。
保持這個姿勢，向前傾。
扭轉
從左肩開始，慢慢地把左手臂朝向前方扭轉。
慢慢地放低身體
雙手保持平舉
扭轉身體
右腳往前踏出一步！
這時最重要的，就是將手臂扭轉到底時，
把小指彎起來。
彎起來!!
把無名指一起彎起來也沒有關係。
小指會連結到心臟的經絡，加強心肺機能。♥

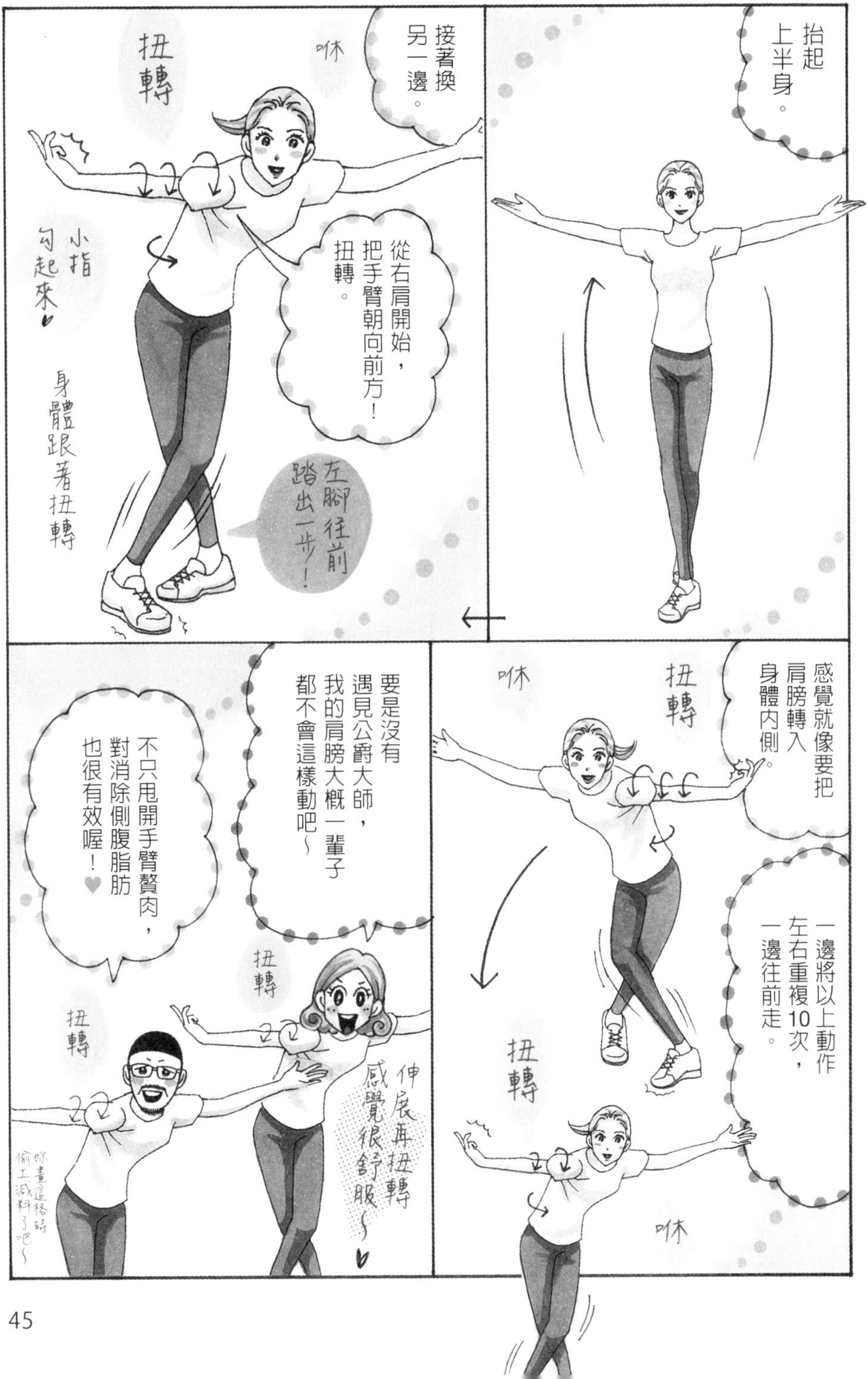
抬起上半身。
接著換另一邊。
咻
扭轉
從右肩開始，把手臂朝向前方扭轉。
小指勾起來♥
身體跟著扭轉
左腳往前踏出一步！
感覺就像要把肩膀轉入身體內側。
咻
扭轉
一邊將以上動作左右重複10次，一邊往前走。
扭轉
咻
要是沒有遇見公爵大師，我的肩膀大概一輩子都不會這樣動吧～
不只甩開手臂贅肉，對消除側腹脂肪也很有效喔！♥
扭轉
扭轉
伸展再扭轉感覺很舒服～♥
妳畫這格時偷工減料了吧～

利用「手肘光波」刺激肩胛骨，
打造易瘦體質，愈來愈苗條

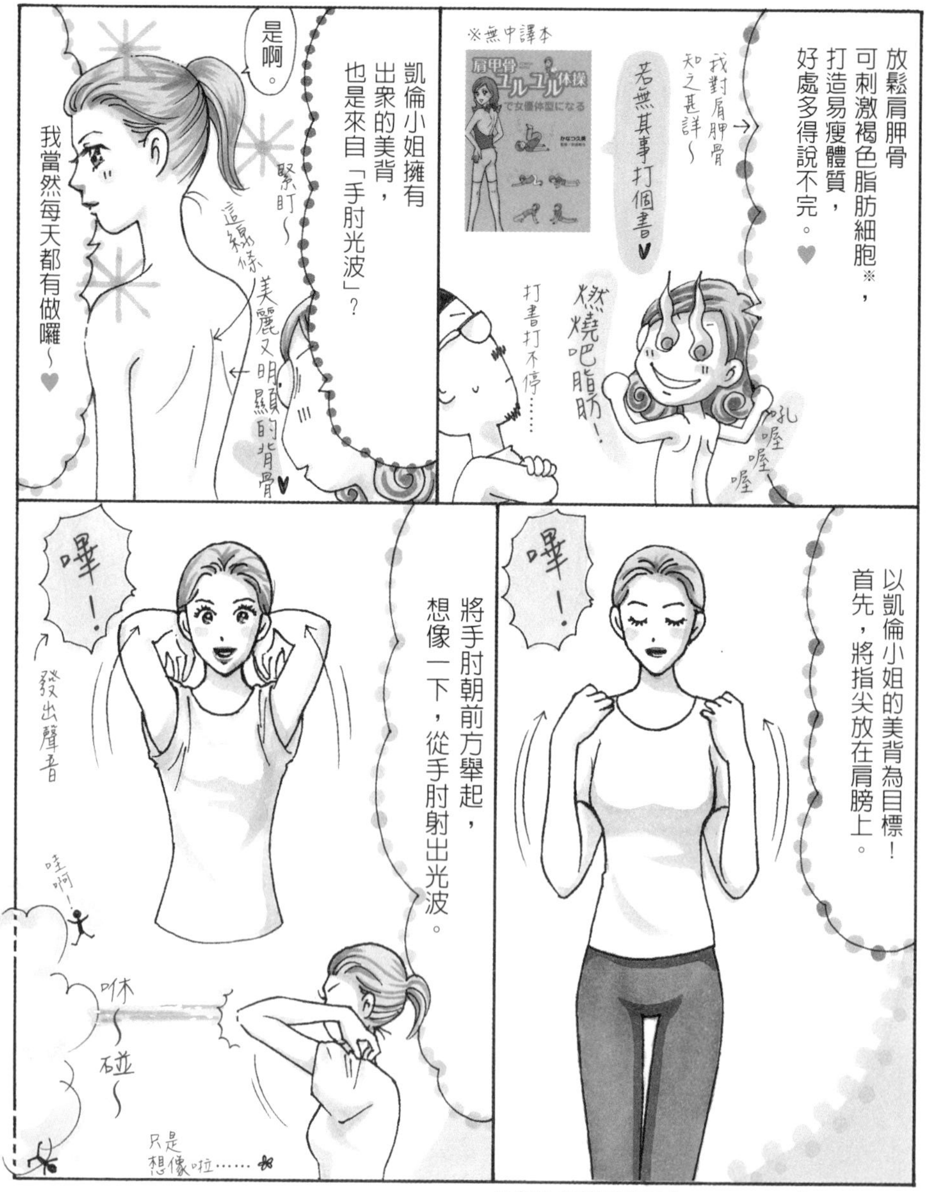

放鬆肩胛骨
可刺激褐色脂肪細胞※，
打造易瘦體質，
好處多得說不完。
我對肩胛骨知之甚詳～
若無其事打個書
※無中譯本
肩甲骨ユルユル体操で女優体型になる
燃燒吧脂肪！
打書打不停……
吼喔喔喔
凱倫小姐擁有出眾的美背，也是來自「手肘光波」？
是啊。
我當然每天都有做囉～
緊盯～
這線條美麗又明顯的背骨
以凱倫小姐的美背為目標！
首先，將指尖放在肩膀上。
嗶！
將手肘朝前方舉起，
想像一下，從手肘射出光波。
嗶！
發出聲音
哇啊！
咻
碰～
只是想像啦……

※編按：褐色脂肪細胞（brown adipocyte），主要功能燃燒脂肪組織。

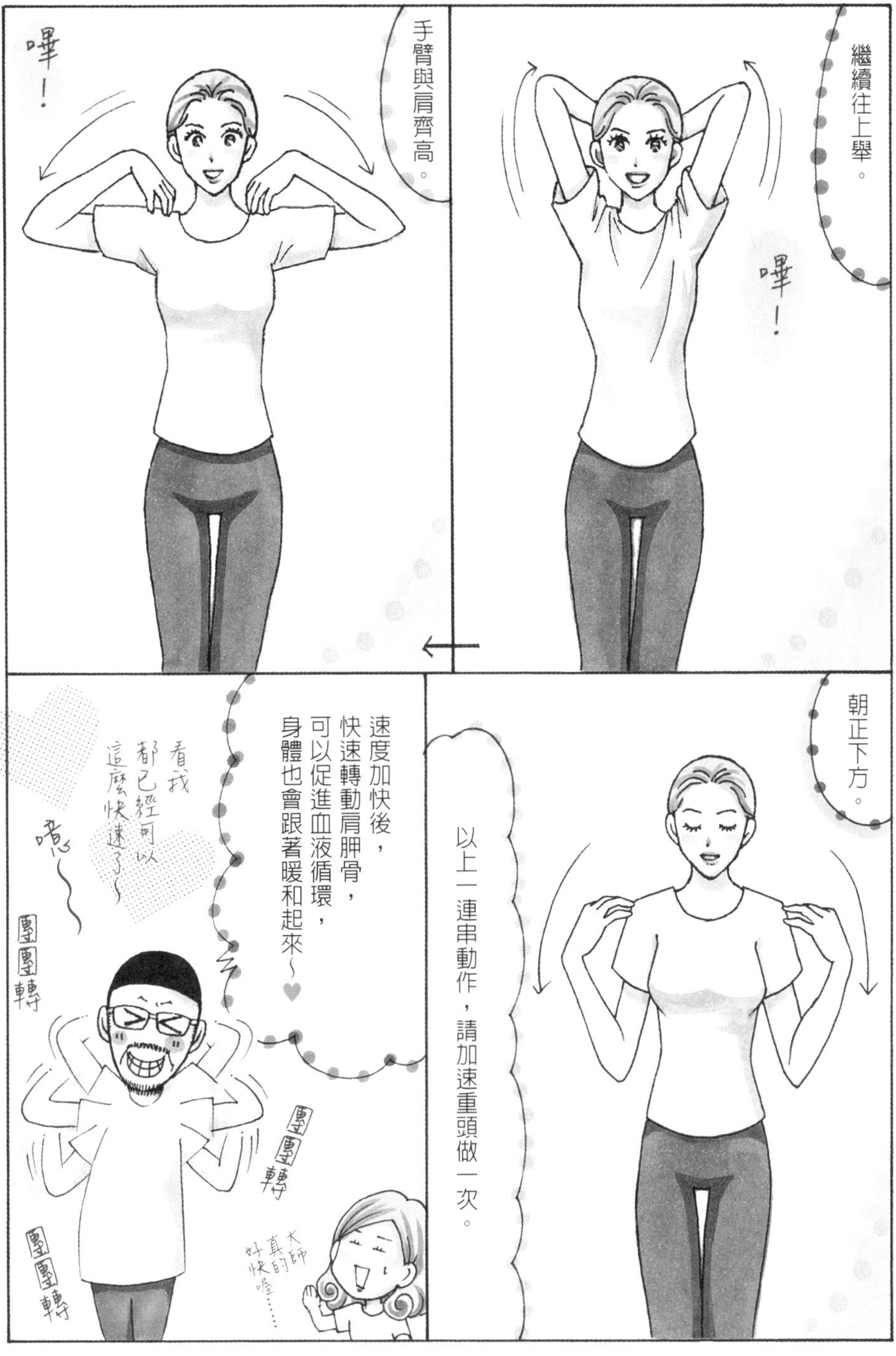
繼續往上舉。
嗶！
手臂與肩齊高。
嗶！
朝正下方。
以上一連串動作，請加速重頭做一次。
速度加快後，
快速轉動肩胛骨，
可以促進血液循環，
身體也會跟著暖和起來～
看我都已經可以這麼快速了～
嗯～
團團轉
團團轉
團團轉
大師真的好快喔……

上半身總複習—燃脂易瘦、細臂、纖腰

轉動肩膀

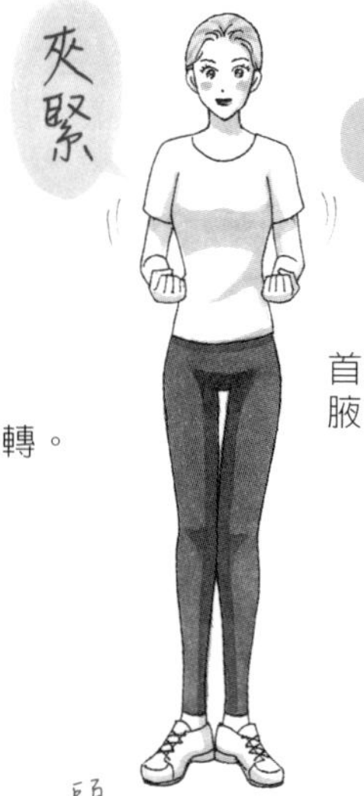

夾緊

首先，雙手握拳
腋下夾緊。

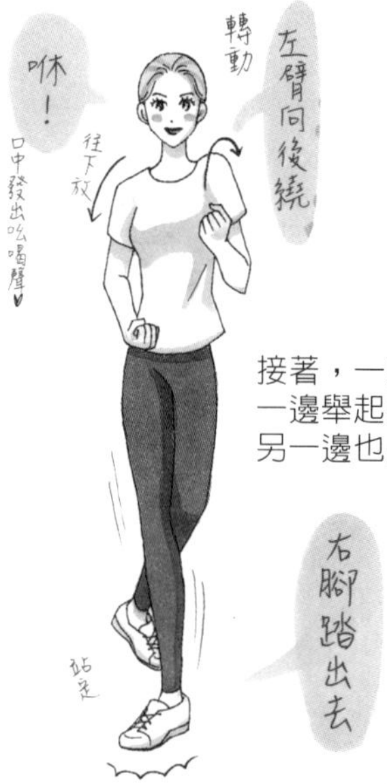

咻！
轉動
左臂向後繞
往下放
口中發出吆喝聲♥
右腳踏出去
站定

接著，一邊踏出右腳，
一邊舉起左肩，向後旋轉。
另一邊也是同樣方式。

軀幹步行法

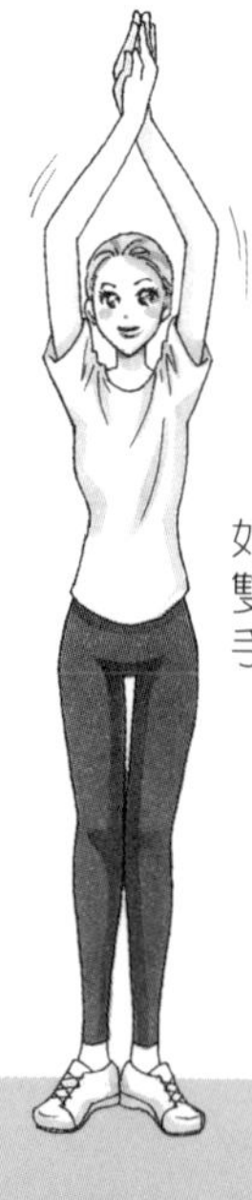

如圖，
雙手高舉，
手掌交叉疊合。

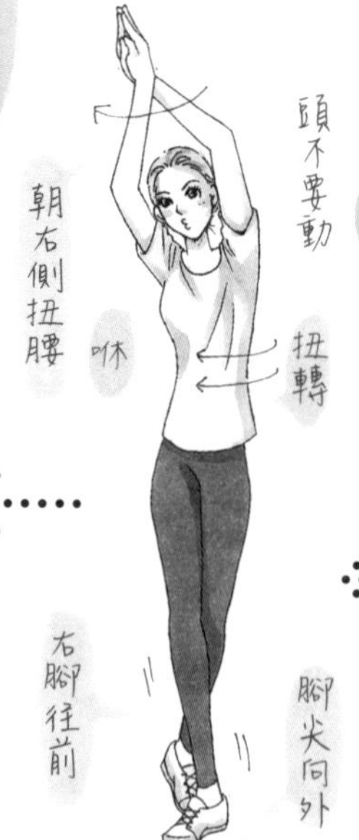

頭不要動
朝右側扭腰
咻
扭轉
右腳往前
腳尖向外

保持這個姿勢，
右腳往前踏出一步，
同時從腰部慢慢將上半身
往右斜後方扭轉。

扭到不能再扭為止！
另一邊重複一樣的動作。

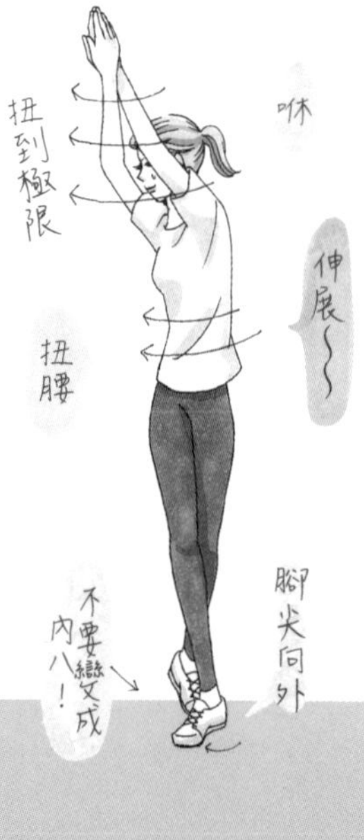

扭轉手臂

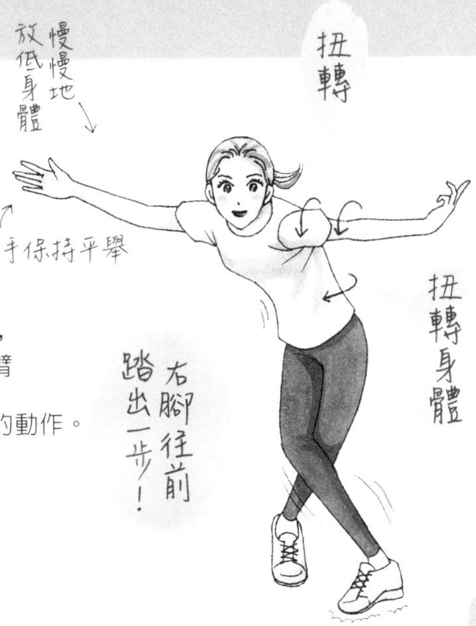

扭轉
慢慢地放低身體
雙手保持平舉
扭轉身體
右腳往前踏出一步！

保持前傾姿勢，
右腳往前踏出時，
從左肩處把左手臂
朝前方扭轉，
另一邊重複一樣的動作。

手肘光波

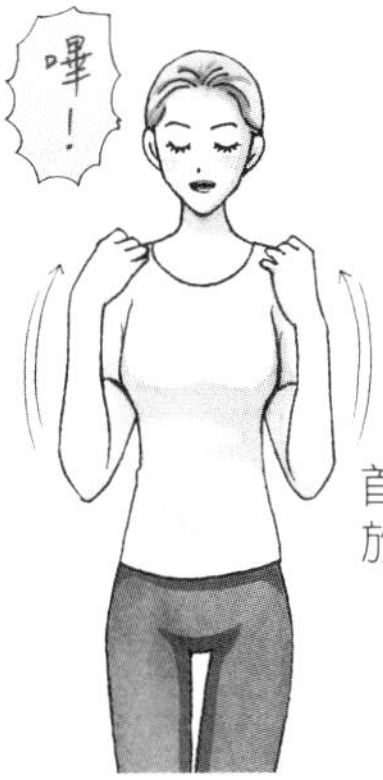

嗶！

首先，將指尖
放在肩膀上。

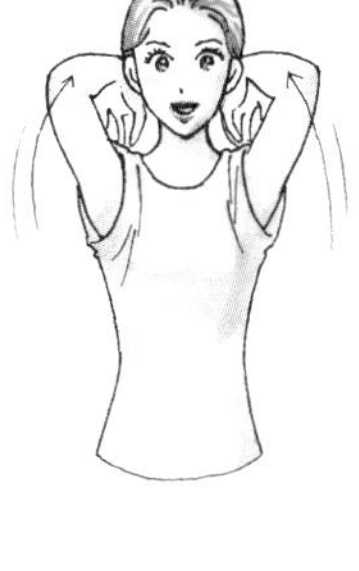

將手肘
朝前方舉起。

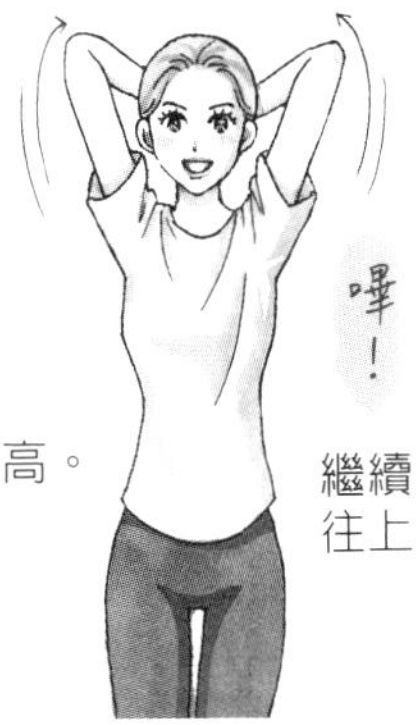

嗶！

繼續
往上舉。

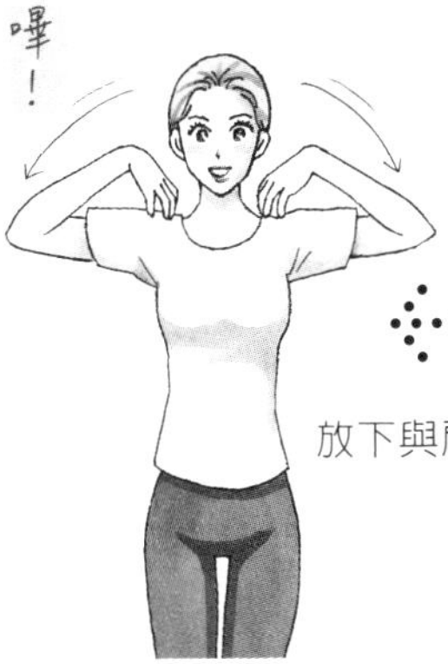

嗶！

放下與肩齊高。

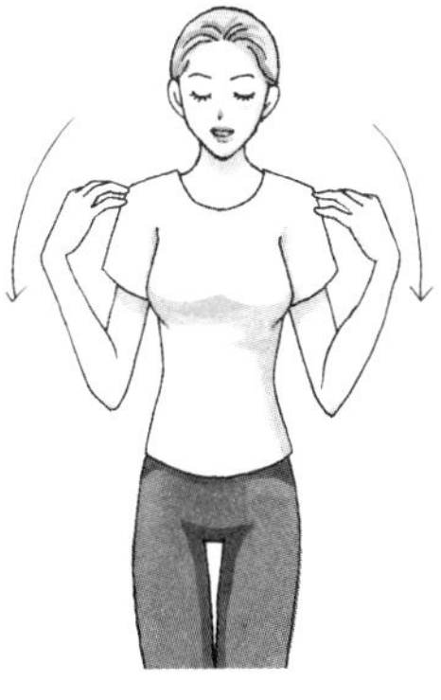

朝正下方放下。

以上一連串動作，
請加快速度
試著做做看。

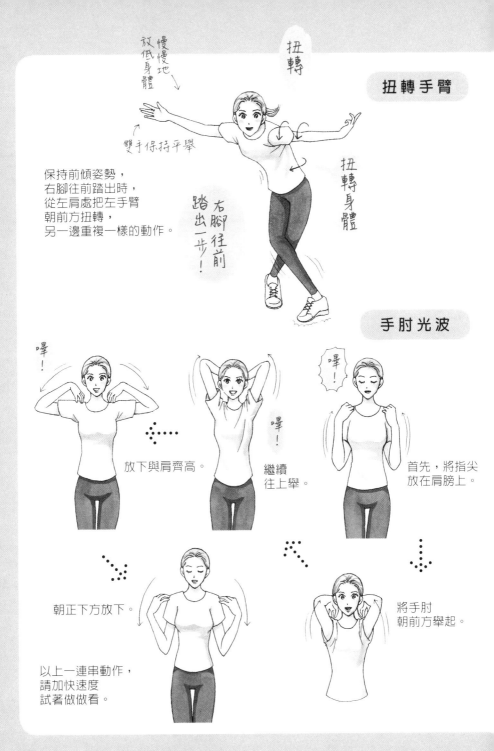

金津久美的

美麗小習慣

我因為在家工作的關係，
經常足不出戶，
總是會圍著客廳的桌子，
一邊繞圈圈、一邊做軀幹步行法或
扭轉手臂操~~~ ♪

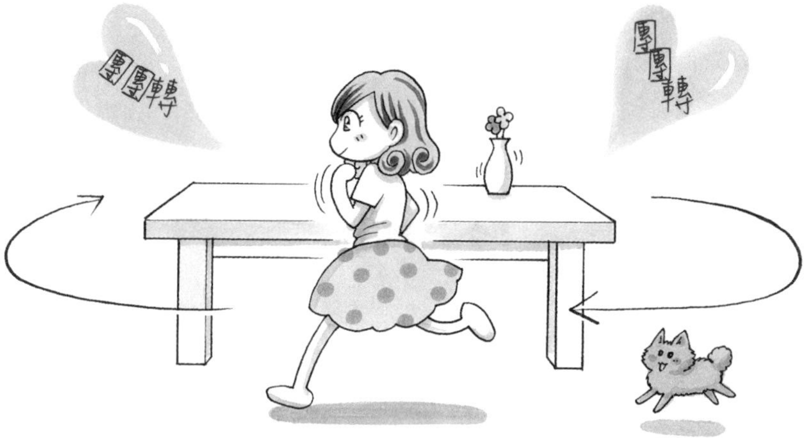

※也別忘了換邊再做一次喔！
……不過，應該不會有人想學我吧！

第三章

徹底鍛鍊深層肌肉——找回少女般的平腹、瘦臀與美腿

【中半身篇】

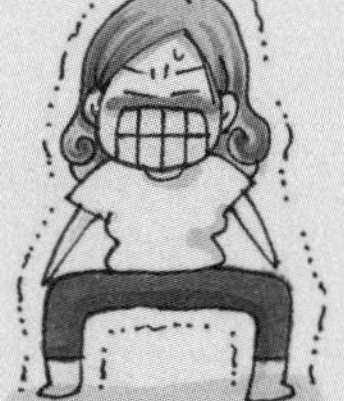

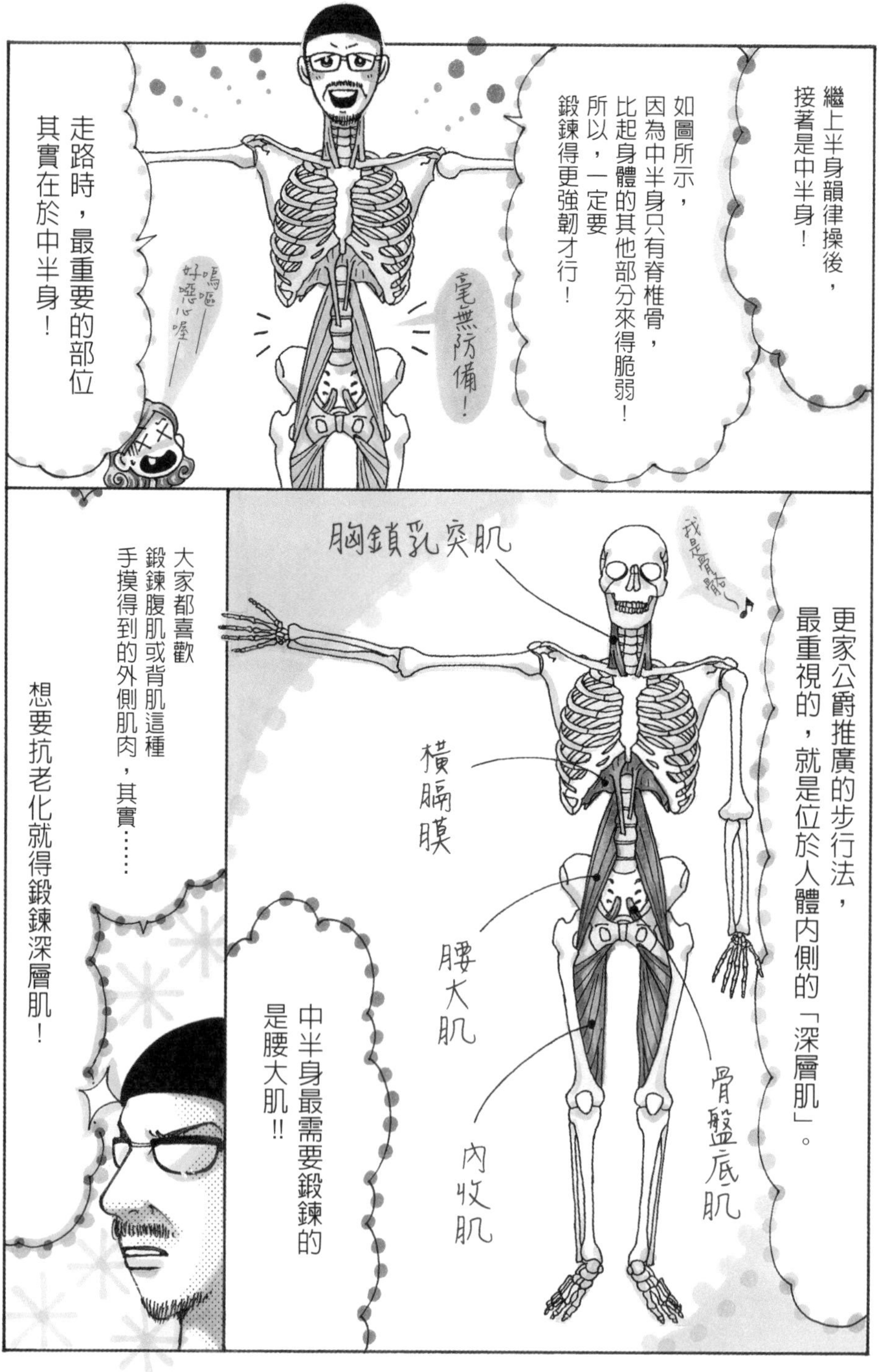

繼上半身韻律操後，接著是中半身！
如圖所示，因為中半身只有脊椎骨，比起身體的其他部分來得脆弱！所以，一定要鍛鍊得更強韌才行！
毫無防備！
嗚嘔好噁心喔
走路時，最重要的部位其實在於中半身！
更家公爵推廣的步行法，最重視的，就是位於人體內側的「深層肌」。
我是骨骼～♪
胸鎖乳突肌
橫膈膜
腰大肌
骨盤底肌
內收肌
中半身最需要鍛鍊的是腰大肌!!
大家都喜歡鍛鍊腹肌或背肌這種手摸得到的外側肌肉，其實……
想要抗老化就得鍛鍊深層肌！

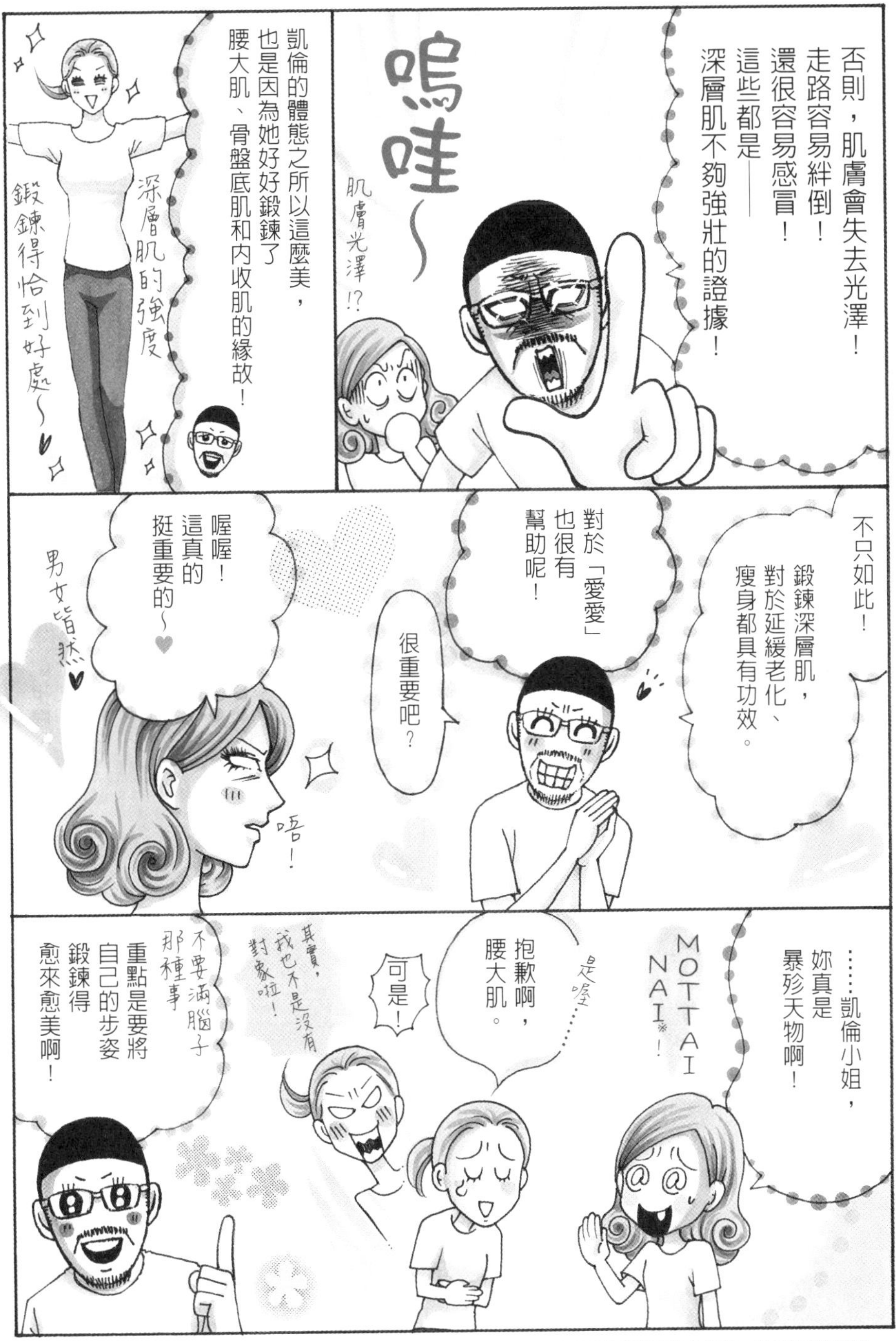
否則，肌膚會失去光澤！走路容易絆倒！還很容易感冒！這些都是——深層肌不夠強壯的證據！
嗚哇～
肌膚光澤!?
凱倫的體態之所以這麼美，也是因為她好好鍛鍊了腰大肌、骨盤底肌和內收肌的緣故！
深層肌的強度
鍛鍊得恰到好處～♥
不只如此！鍛鍊深層肌，對於延緩老化、瘦身都具有功效。
對於「愛愛」也很有幫助呢！
很重要吧？
喔喔！這真的挺重要的～♥
男女皆然
唔！
……凱倫小姐，妳真是暴殄天物啊！
MOTTAINAI※！
是喔……
抱歉啊，腰大肌。
可是！
其實，我也不是沒有對象啦！
不要滿腦子那種事
重點是要將自己的步姿鍛鍊得愈來愈美啊！

※編按：日文用語為勿体無い，多用於表達「沒有充分發揮某件事物的價值，造成無謂的浪費」。

向擾人小腹說再見！
找回平腹的挺肚臍韻律操

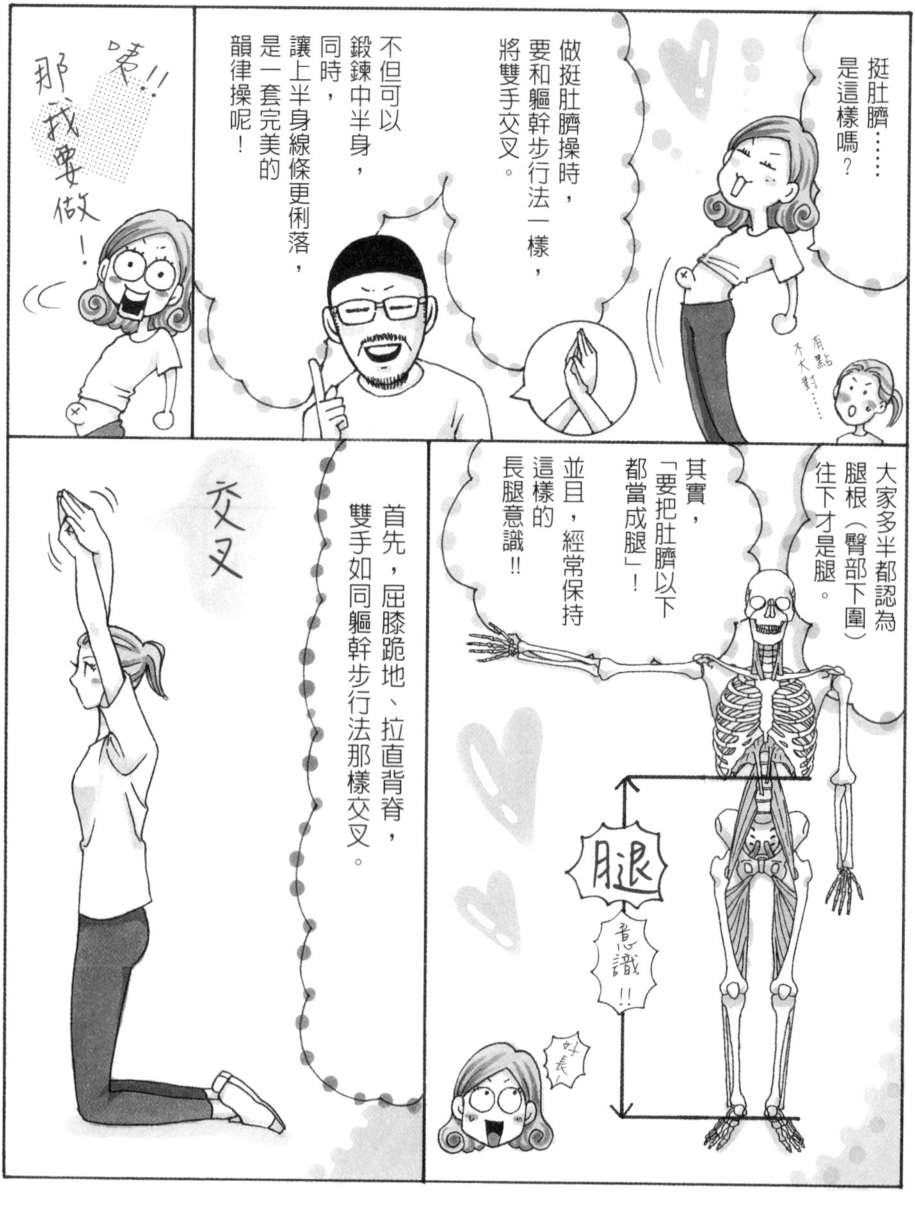

挺肚臍……是這樣嗎？
有點不大對……
做挺肚臍操時，要和軀幹步行法一樣，將雙手交叉。
不但可以鍛鍊中半身，同時，讓上半身線條更俐落，是一套完美的韻律操呢！
噢!!
那我要做！
大家多半都認為腿根（臀部下圍）往下才是腿。
其實，「要把肚臍以下都當成腿」！並且，經常保持這樣的長腿意識!!
腿
意識!!
好長！
首先，屈膝跪地、拉直背脊，雙手如同軀幹步行法那樣交叉。
交叉

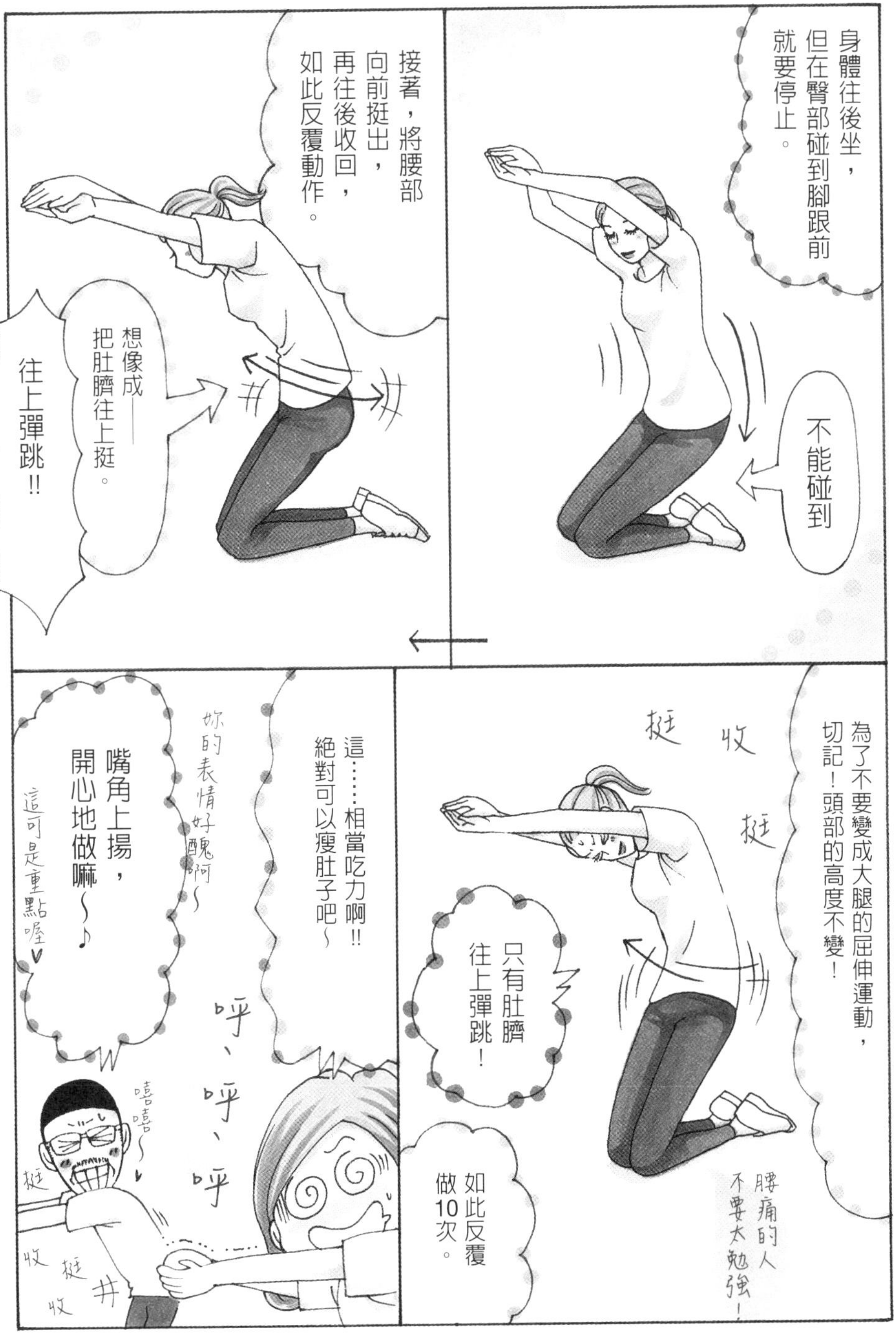
身體往後坐，但在臀部碰到腳跟前就要停止。
不能碰到
接著，將腰部向前挺出，再往後收回，如此反覆動作。
想像成——把肚臍往上挺。
往上彈跳!!
為了不要變成大腿的屈伸運動，切記！頭部的高度不變！
挺
收
挺
只有肚臍往上彈跳！
如此反覆做10次。
腰痛的人不要太勉強！
這……相當吃力啊!!絕對可以瘦肚子吧～
妳的表情好醜啊～
嘴角上揚，開心地做嘛～～♪
這可是重點喔♥
呼、呼、呼
嘻嘻～
挺
收
挺
收

丟掉調整型內衣吧！
勤練抬單腿操，瘦臀又細腿

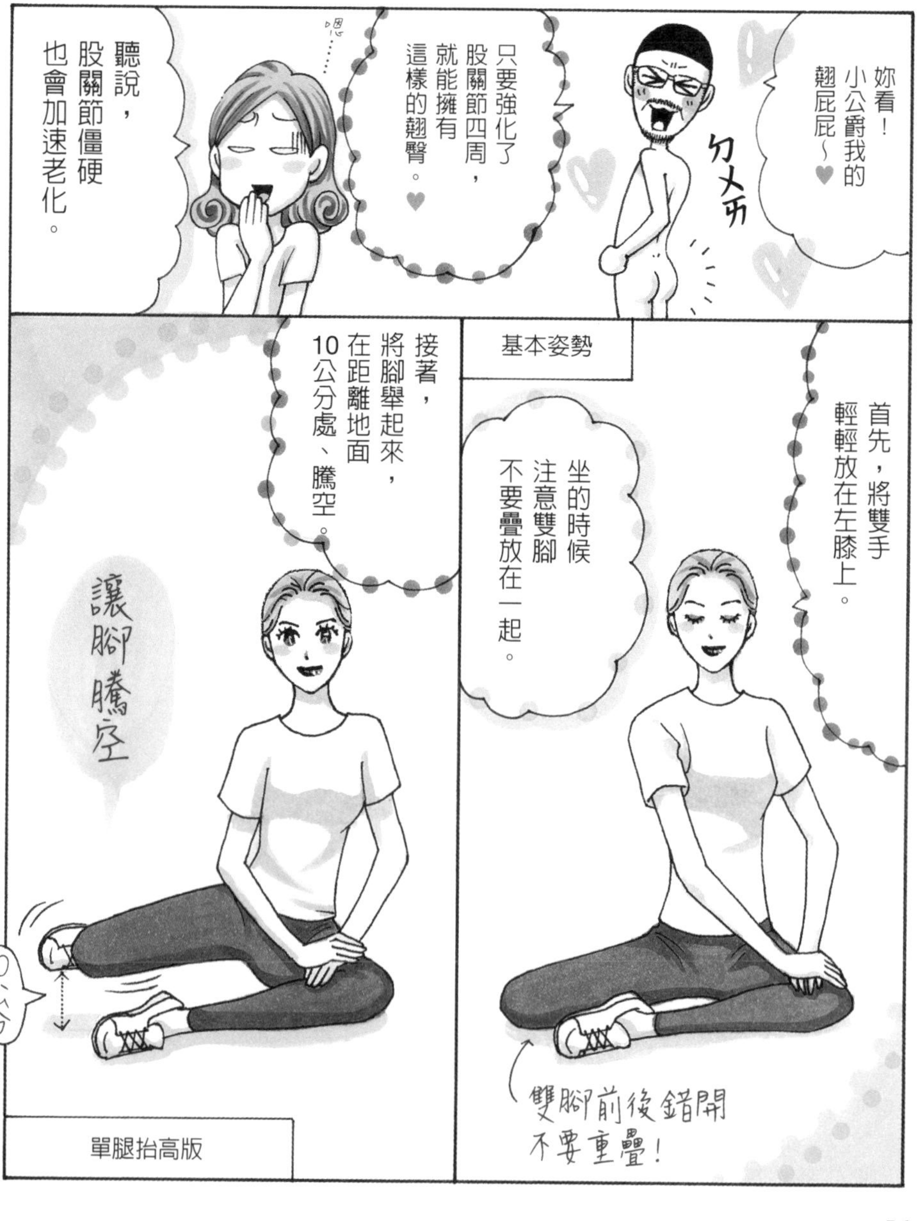
妳看！小公爵我的翹屁屁～♥
ㄉㄨㄞ
嗯……
只要強化了股關節四周，就能擁有這樣的翹臀。♥
聽說，股關節僵硬也會加速老化。
基本姿勢
首先，將雙手輕輕放在左膝上。
坐的時候注意雙腳不要疊放在一起。
雙腳前後錯開
不要重疊！
接著，將腳舉起來，在距離地面10公分處、騰空。
讓腳騰空
10公分
單腿抬高版

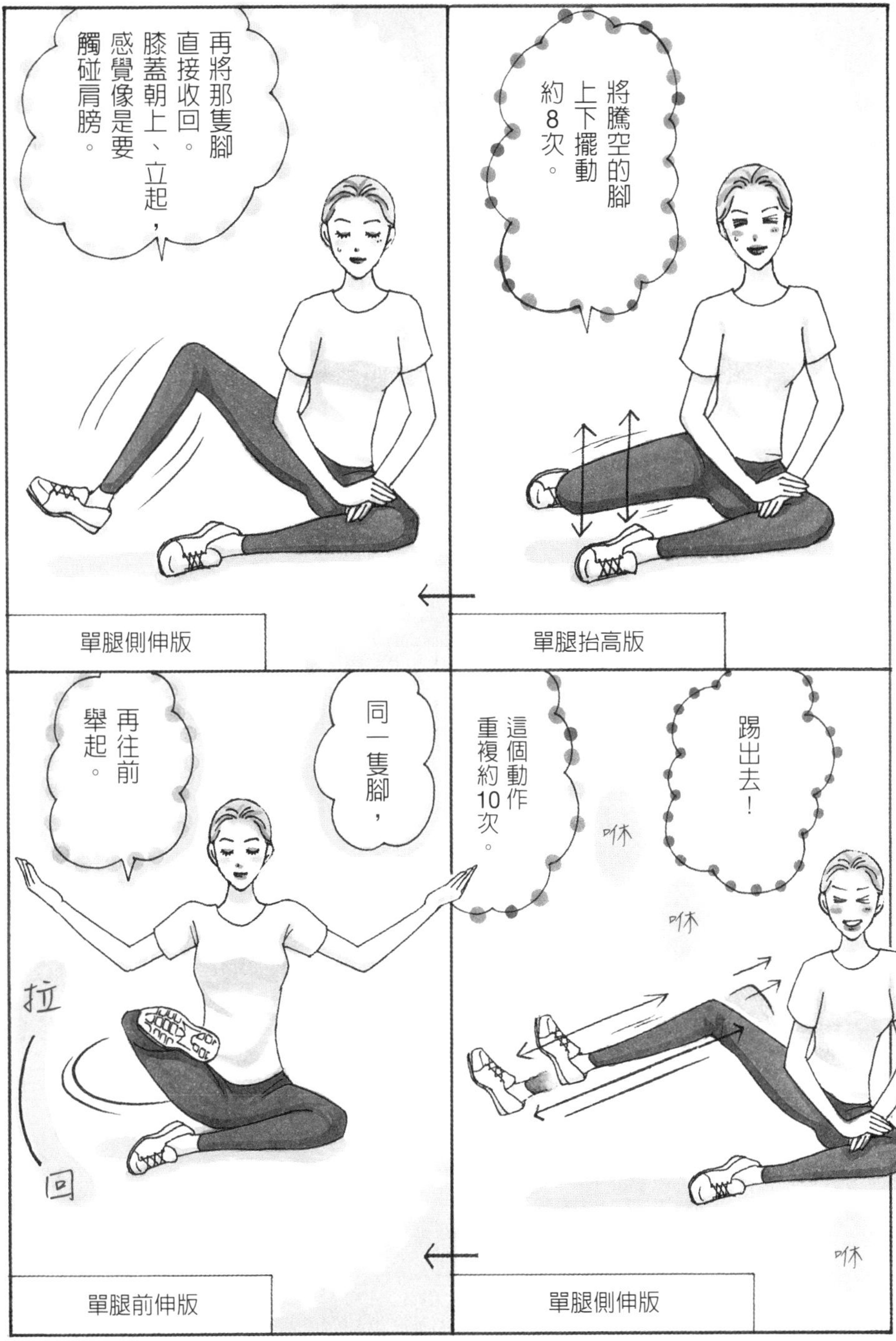
將騰空的腳上下擺動約8次。
單腿抬高版
再將那隻腳直接收回。膝蓋朝上、立起，感覺像是要觸碰肩膀。
單腿側伸版
踢出去！
這個動作重複約10次。
咻
咻
咻
單腿側伸版
同一隻腳，
再往前舉起。
拉
回
單腿前伸版

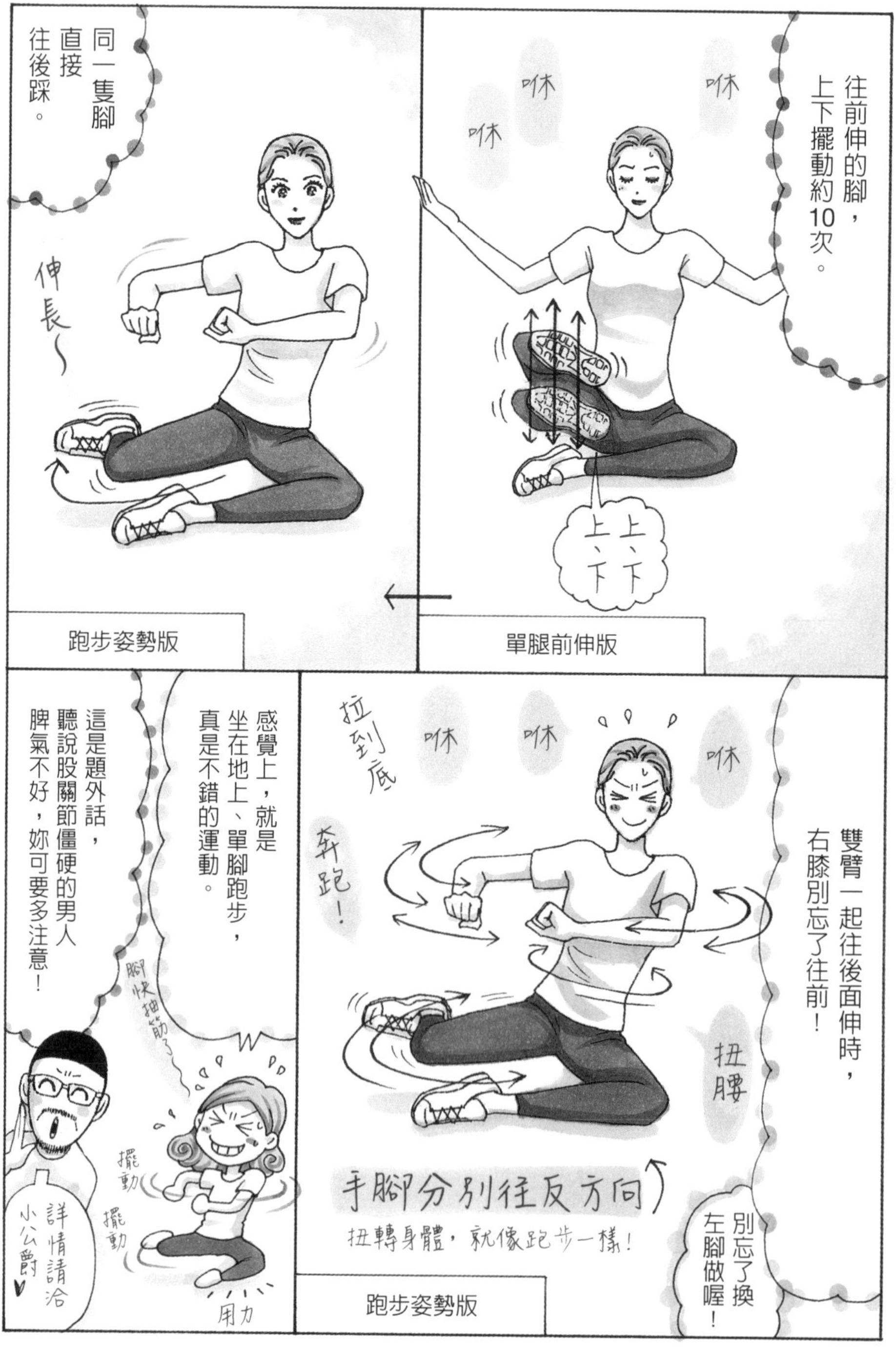

往前伸的腳，上下擺動約10次。
咻
咻
咻
上、下
上、下
單腿前伸版
同一隻腳直接往後踩。
伸長~
跑步姿勢版
雙臂一起往後面伸時，右膝別忘了往前！
拉到底
奔跑！
咻
咻
咻
扭腰
手腳分別往反方向
扭轉身體，就像跑步一樣！
別忘了換左腳做喔！
跑步姿勢版
感覺上，就是坐在地上、單腳跑步，真是不錯的運動。
這是題外話，聽說股關節僵硬的男人脾氣不好，妳可要多注意！
腳快抽筋了
擺動
擺動
用力
詳情請洽小公爵

提升費洛蒙——
蹲馬步操，燃燒內側脂肪♥

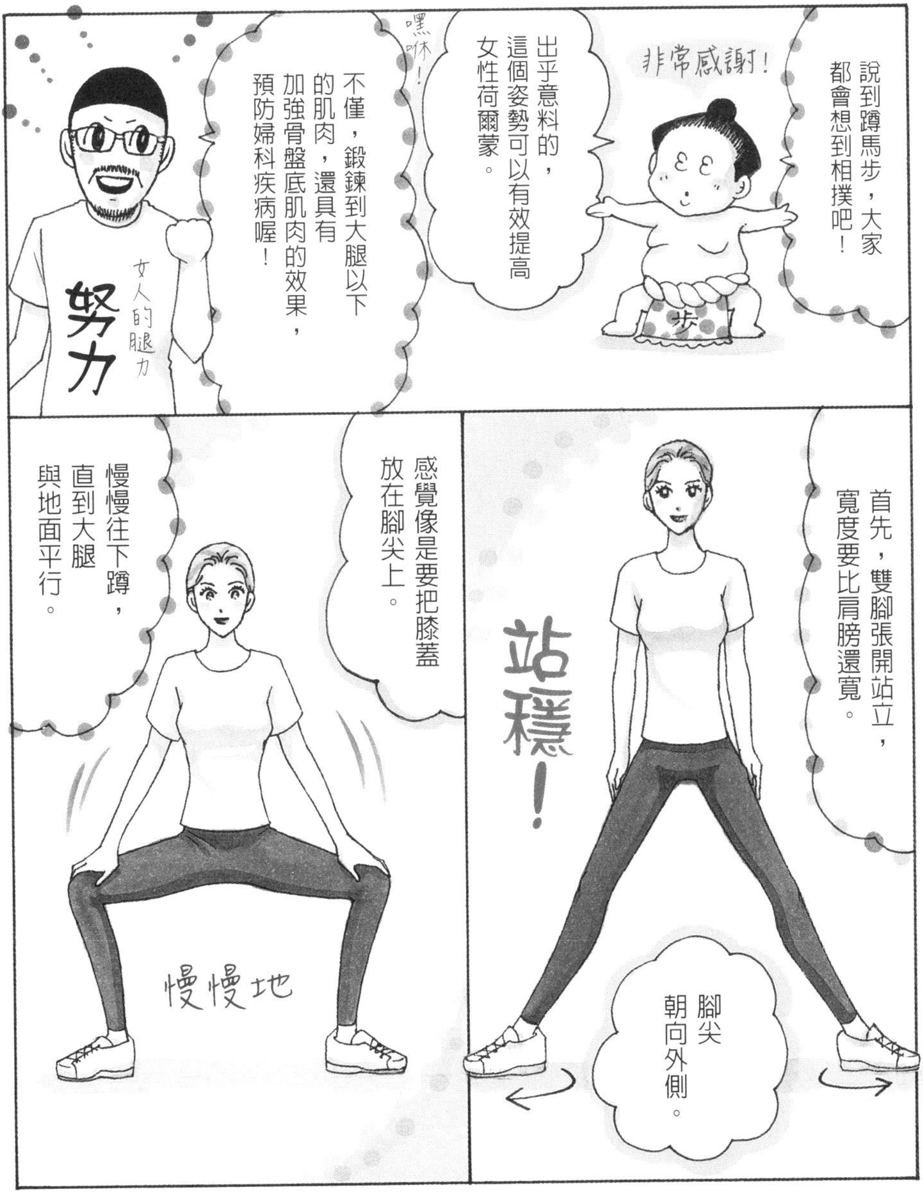
說到蹲馬步，大家都會想到相撲吧！
非常感謝！
步
出乎意料的，這個姿勢可以有效提高女性荷爾蒙。
嘿咻！
不僅，鍛鍊到大腿以下的肌肉，還具有加強骨盤底肌肉的效果，預防婦科疾病喔！
努力
女人的腿力
首先，雙腳張開站立，寬度要比肩膀還寬。
站穩！
腳尖朝向外側。
感覺像是要把膝蓋放在腳尖上。
慢慢往下蹲，直到大腿與地面平行。
慢慢地

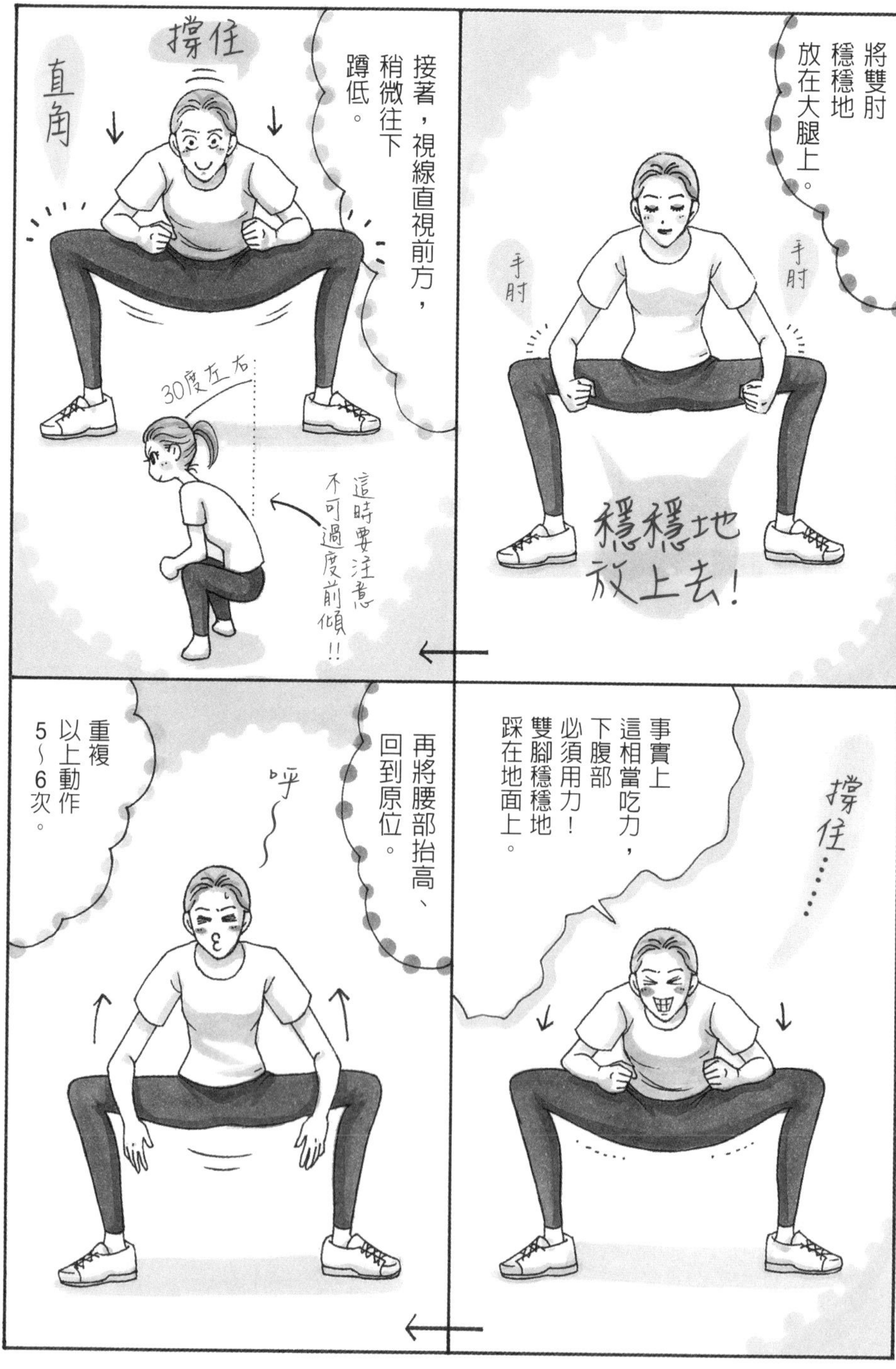
將雙肘穩穩地放在大腿上。
手肘
手肘
穩穩地放上去！
接著，視線直視前方，稍微往下蹲低。
撐住
直角
30度左右
這時要注意不可過度前傾!!
事實上這相當吃力，下腹部必須用力！雙腳穩穩地踩在地面上。
撐住……
再將腰部抬高、回到原位。
呼～
重複以上動作5～6次。

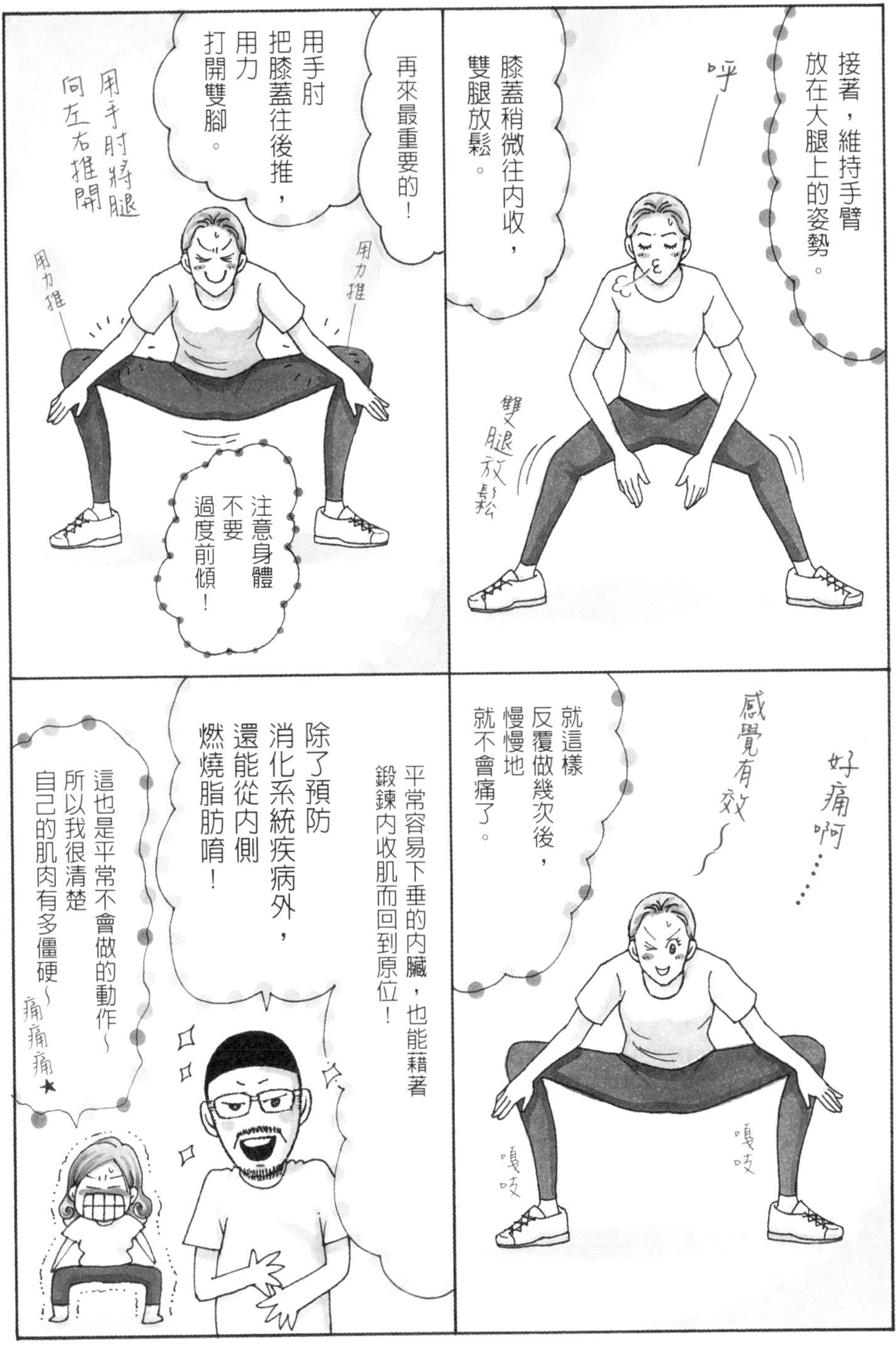
接著，維持手臂放在大腿上的姿勢。
呼—
膝蓋稍微往內收，雙腿放鬆。
雙腿放鬆
再來最重要的！
用手肘把膝蓋往後推，用力打開雙腳。
用手肘將腿向左右推開
用力推
用力推
注意身體不要過度前傾！
好痛啊……
感覺有效～
就這樣反覆做幾次後，慢慢地就不會痛了。
嘎吱
嘎吱
平常容易下垂的內臟，也能藉著鍛鍊內收肌而回到原位！
除了預防消化系統疾病外，還能從內側燃燒脂肪唷！
這也是平常不會做的動作～所以我很清楚自己的肌肉有多僵硬～
痛痛痛★

中半身總複習——平腹、瘦臀又細腿

挺肚臍操

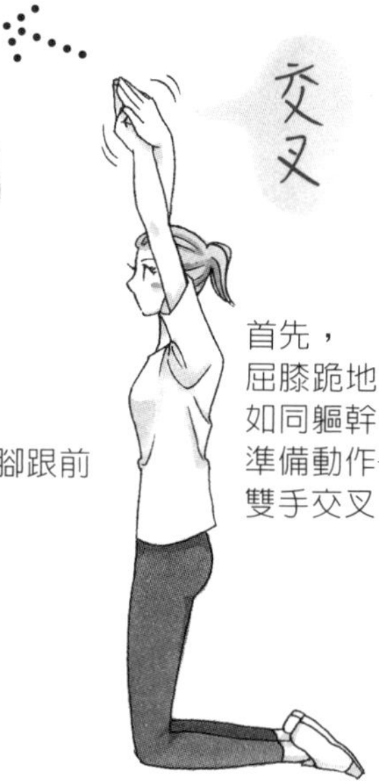

首先，
屈膝跪地、拉直背脊，
如同軀幹步行法的
準備動作——
雙手交叉。

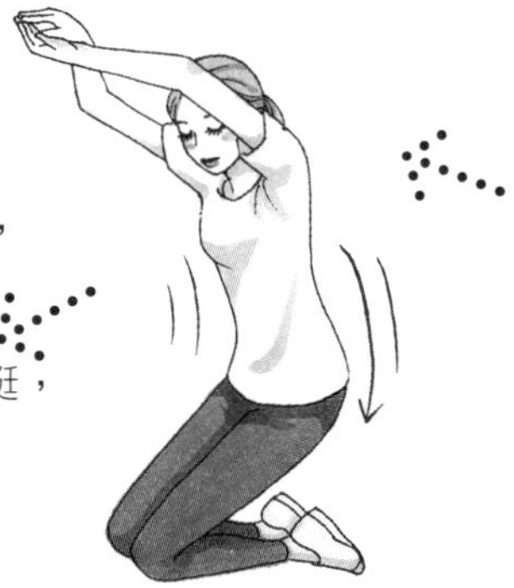

身體往後坐，
但在臀部碰到腳跟前
就要停止。

接著，將腰部向前挺出，
再往後收回，
如此不斷重複。
想像自己是將肚臍往上挺，
往上彈跳的感覺!!

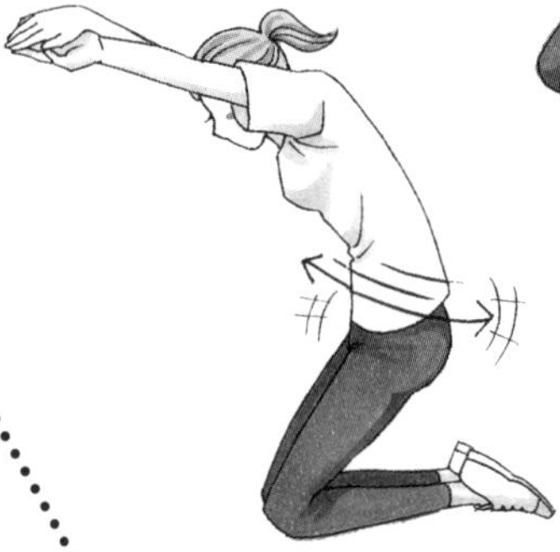

抬單腿操

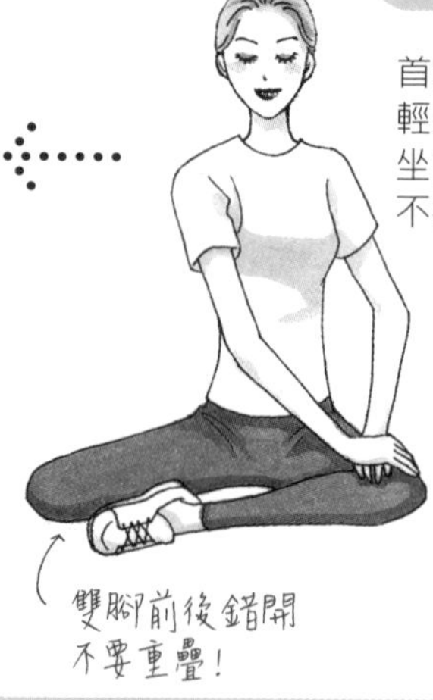

首先，將雙手
輕輕放在左膝上。
坐的時候注意雙腳
不要疊放在一起。

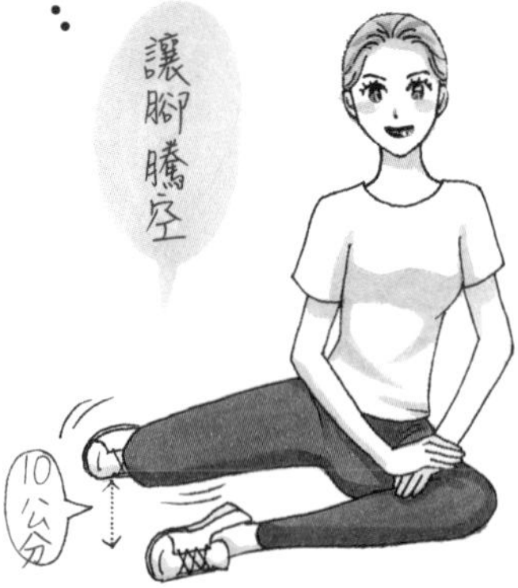

接著，將腳舉起來
距離地面10公分處
騰空。

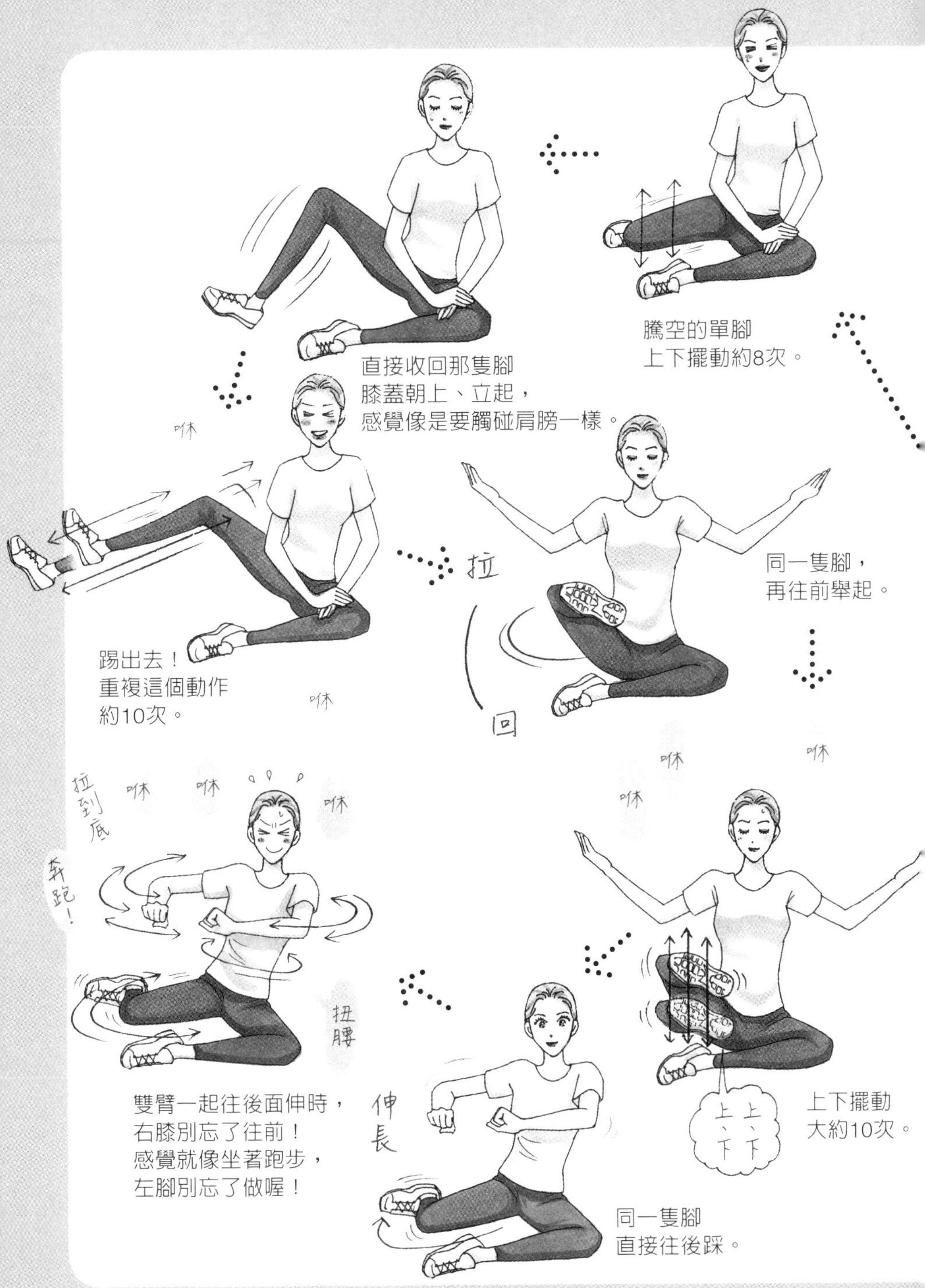
騰空的單腳
上下擺動約8次。
直接收回那隻腳
膝蓋朝上、立起，
感覺像是要觸碰肩膀一樣。
咻
踢出去！
重複這個動作
約10次。
咻
拉
回
同一隻腳，
再往前舉起。
咻
咻
咻
上、下
上、下
上下擺動
大約10次。
伸長
同一隻腳
直接往後踩。
拉到底
咻
咻
咻
奔跑！
扭腰
雙臂一起往後面伸時，
右膝別忘了往前！
感覺就像坐著跑步，
左腳別忘了做喔！

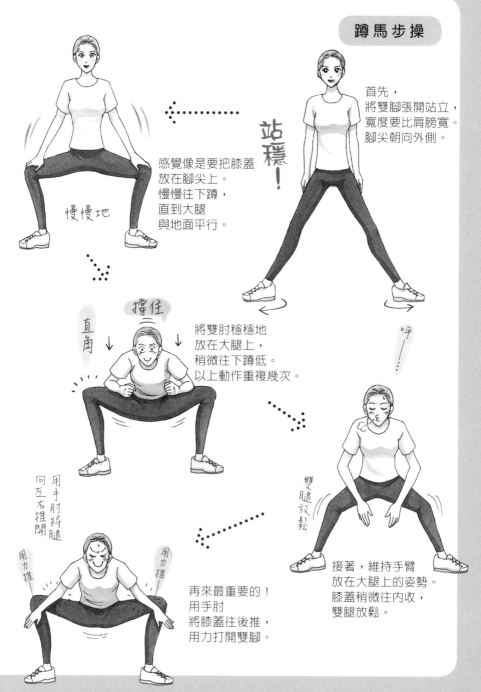

蹲馬步操

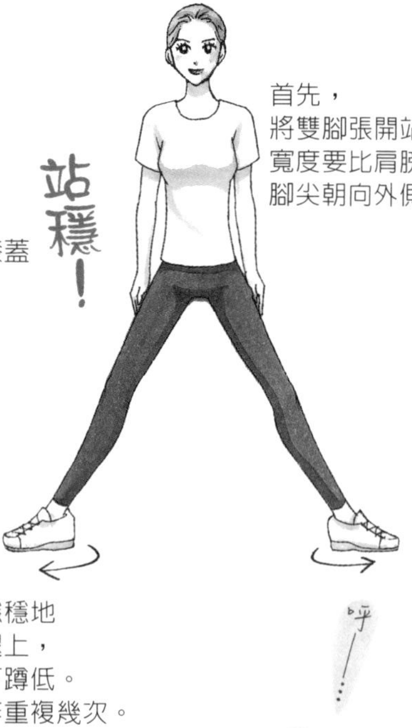
站穩！
呼……

首先，
將雙腳張開站立，
寬度要比肩膀寬。
腳尖朝向外側。

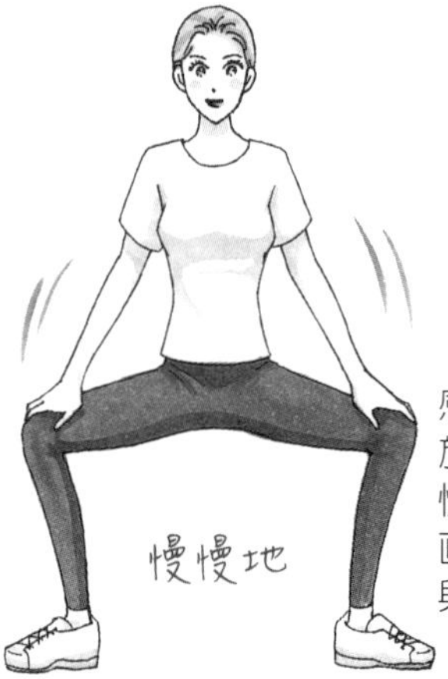
慢慢地

感覺像是要把膝蓋
放在腳尖上。
慢慢往下蹲，
直到大腿
與地面平行。

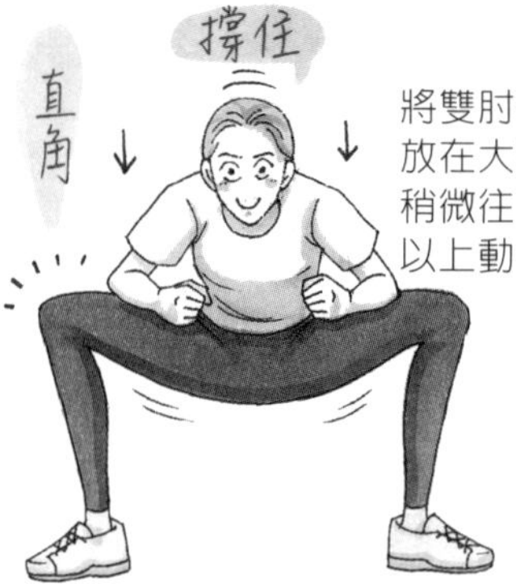
撐住
直角

將雙肘穩穩地
放在大腿上，
稍微往下蹲低。
以上動作重複幾次。

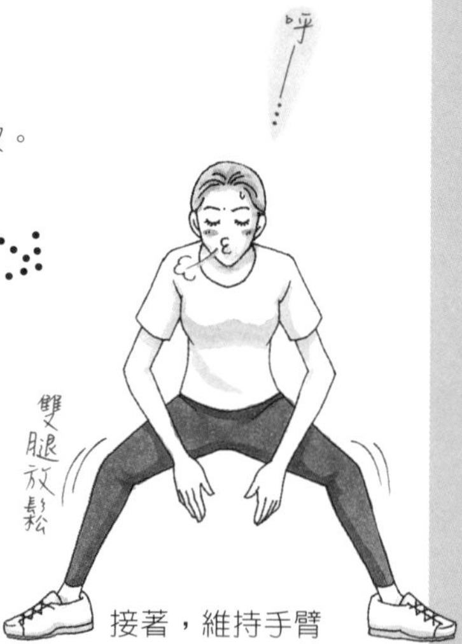
雙腿放鬆

接著，維持手臂
放在大腿上的姿勢。
膝蓋稍微往內收，
雙腿放鬆。

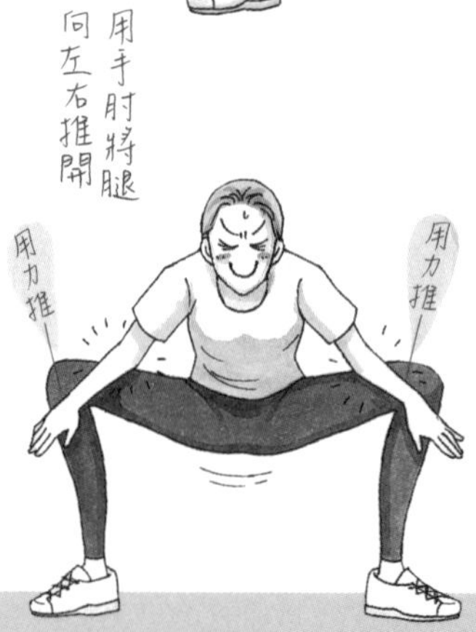
用手肘將腿向左右推開
用力推
用力推

再來最重要的！
用手肘
將膝蓋往後推，
用力打開雙腳。

第四章

【下半身篇】只要一招、一式按摩，美腿自然養成，高跟鞋穿再久也不累！

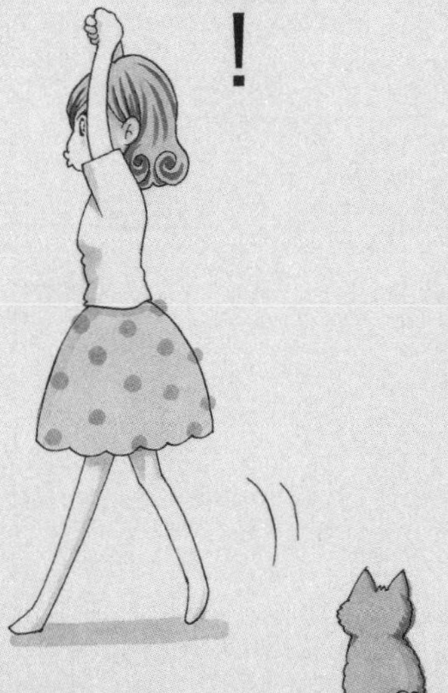

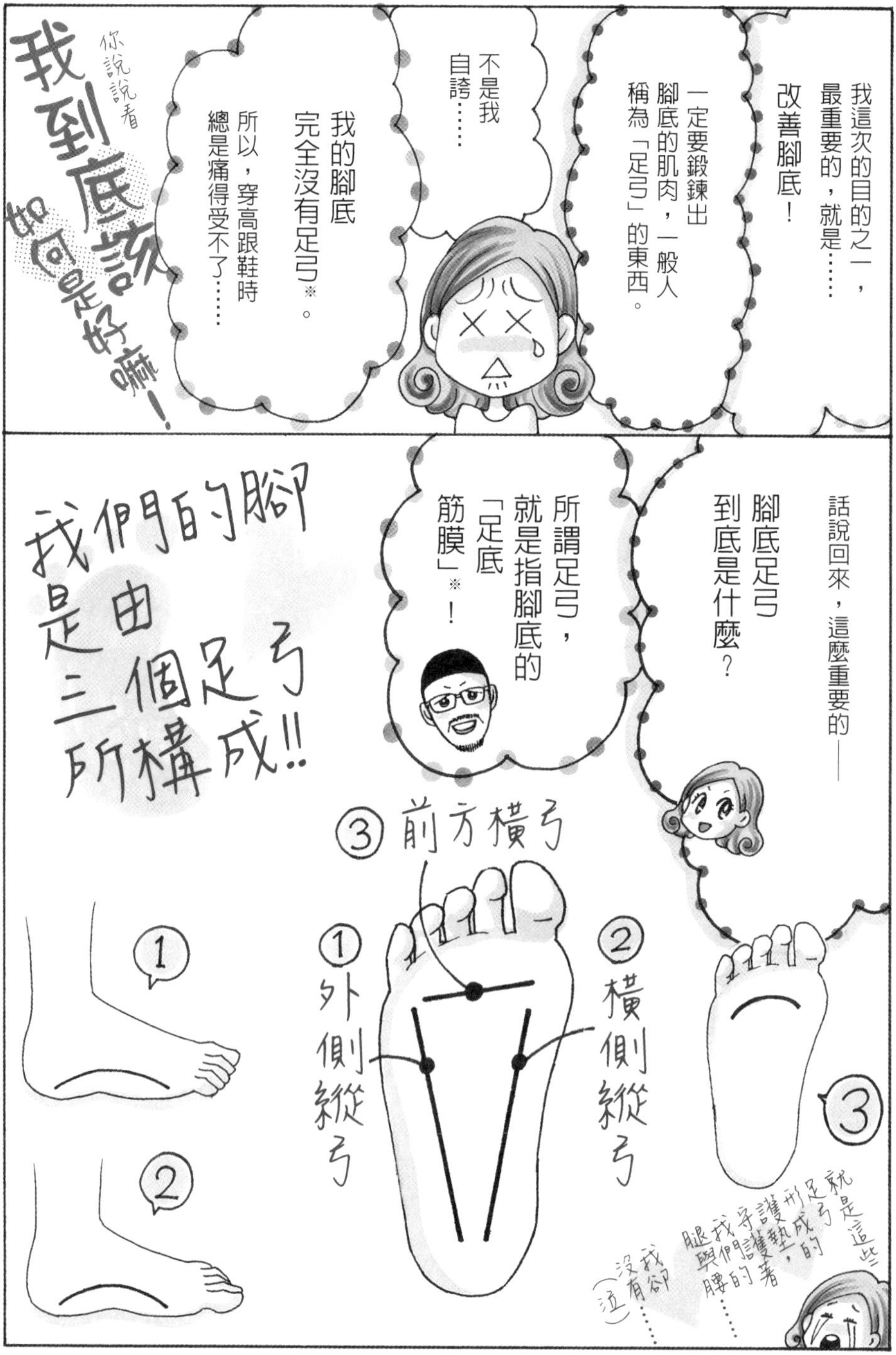
我這次的目的之一，最重要的，就是……改善腳底！
一定要鍛鍊出腳底的肌肉，一般人稱為「足弓」的東西。
不是我自誇……
我的腳底完全沒有足弓※。
所以，穿高跟鞋時總是痛得受不了……
你說說看
我到底該如何是好嘛！
話說回來，這麼重要的——腳底足弓到底是什麼？
所謂足弓，就是指腳底的「足底筋膜」※！
我們的腳是由三個足弓所構成!!
③ 前方橫弓
① 外側縱弓
② 橫側縱弓
①
②
③
就是這些足弓形成的護墊，守護著我們的腿與腰……
我沒有足弓……
泣

※ 編按：足弓，是由足骨關節與足底的韌帶和肌腱構成的弓形結構。

※ 編按：足底筋膜，像彈簧般承受身體的重量。

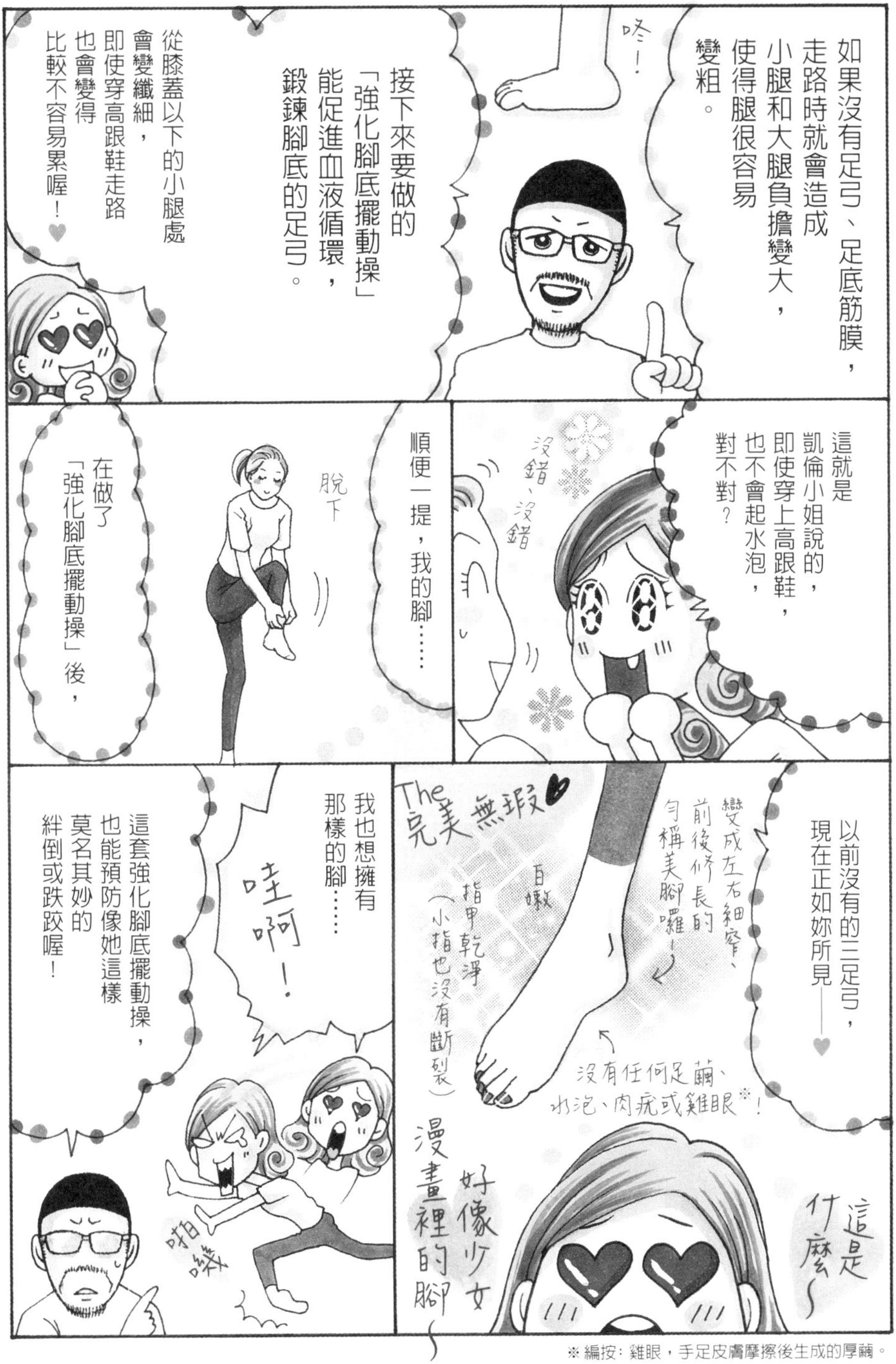
咚！
如果沒有足弓、足底筋膜，走路時就會造成小腿和大腿負擔變大，使得腿很容易變粗。
接下來要做的「強化腳底擺動操」能促進血液循環，鍛鍊腳底的足弓。
從膝蓋以下的小腿處會變纖細，即使穿高跟鞋走路也會變得比較不容易累喔！
這就是凱倫小姐說的，即使穿上高跟鞋，也不會起水泡，對不對？
沒錯、沒錯
順便一提，我的腳……
脫下
在做了「強化腳底擺動操」後，
以前沒有的三足弓，現在正如妳所見——
The完美無瑕
變成左右細窄、前後修長的勻稱美腳囉！
白嫩
指甲乾淨（小指也沒有斷裂）
沒有任何足繭、水泡、肉疣或雞眼※！
這是什麼～
好像少女漫畫裡的腳～
我也想擁有那樣的腳……
哇啊！
啪咚
這套強化腳底擺動操，也能預防像她這樣莫名其妙的絆倒或跌跤喔！

※編按：雞眼，手足皮膚摩擦後生成的厚繭。

強化腳底擺動操，纖細小腿不是夢！

1.前後搖籃式

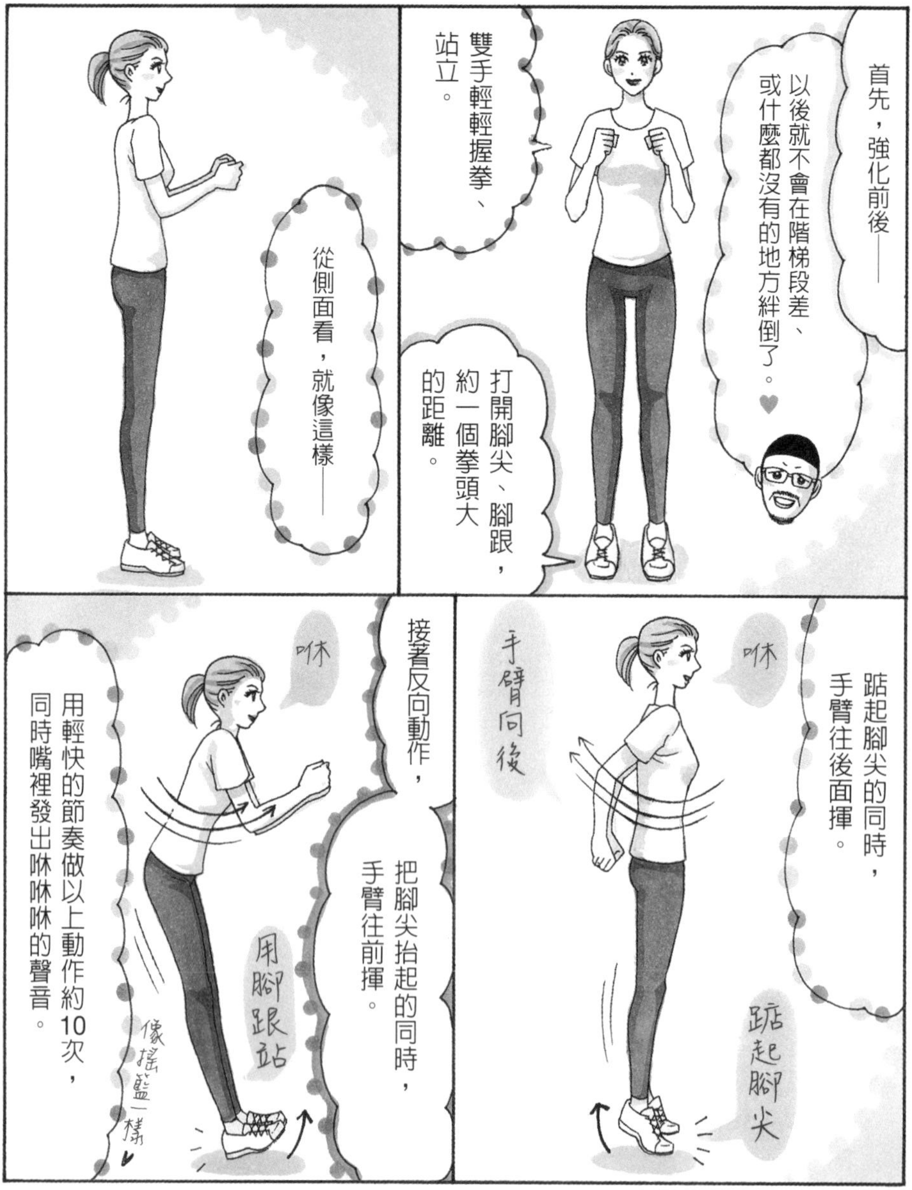
首先，強化前後——
以後就不會在階梯段差、或什麼都沒有的地方絆倒了。♥
雙手輕輕握拳、站立。
打開腳尖、腳跟，約一個拳頭大的距離。
從側面看，就像這樣——
踮起腳尖的同時，手臂往後面揮。
咻
手臂向後
踮起腳尖
接著反向動作，
把腳尖抬起的同時，手臂往前揮。
咻
用腳跟站
像搖籃一樣
用輕快的節奏做以上動作約10次，同時嘴裡發出咻咻咻的聲音。

強化腳底的擺動操

2.左右側足邊緣站立式

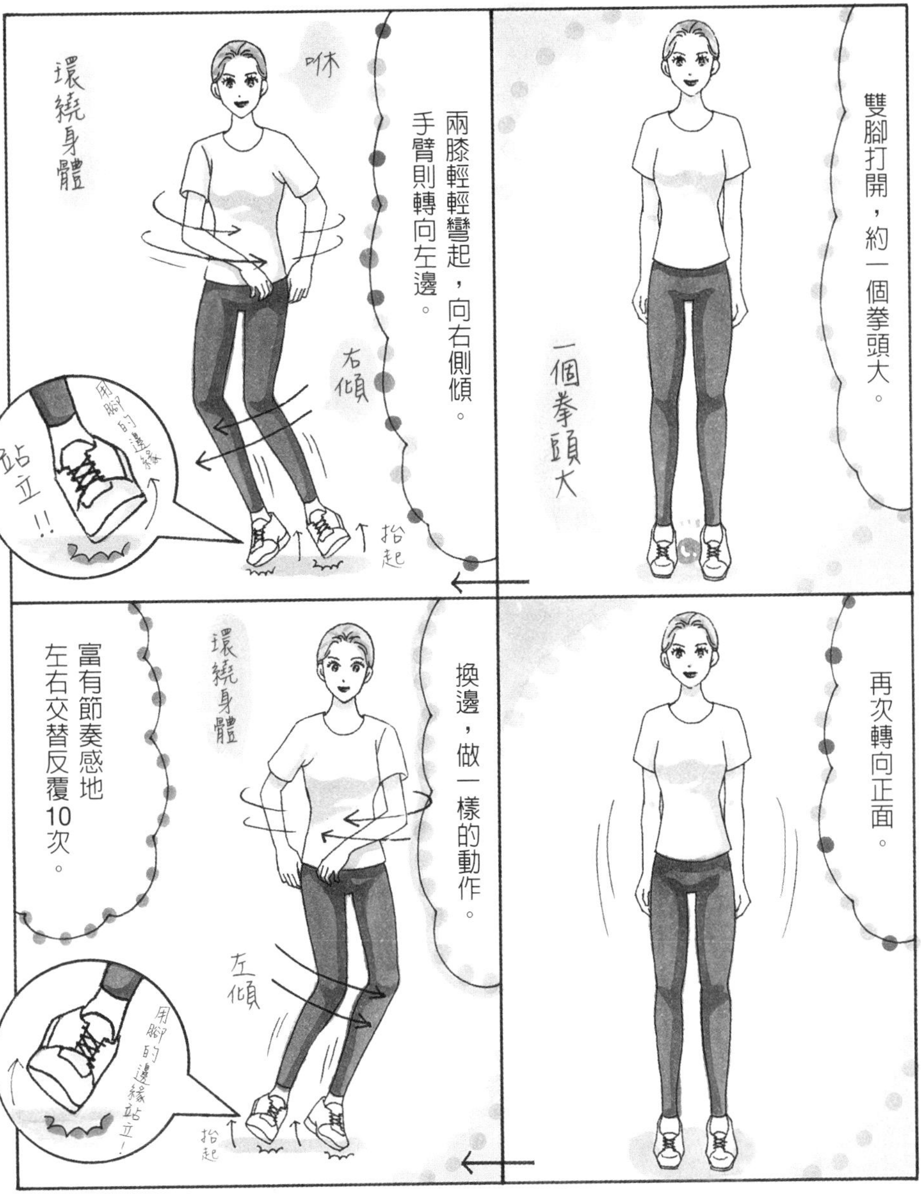
雙腳打開，約一個拳頭大。
一個拳頭大
兩膝輕輕彎起，向右側傾。手臂則轉向左邊。
環繞身體
咻
右傾
用腳的邊緣
站立!!
抬起
再次轉向正面。
換邊，做一樣的動作。
富有節奏感地左右交替反覆10次。
環繞身體
左傾
用腳的邊緣站立!
抬起

強化腳底的擺動操
3.斜角交叉式

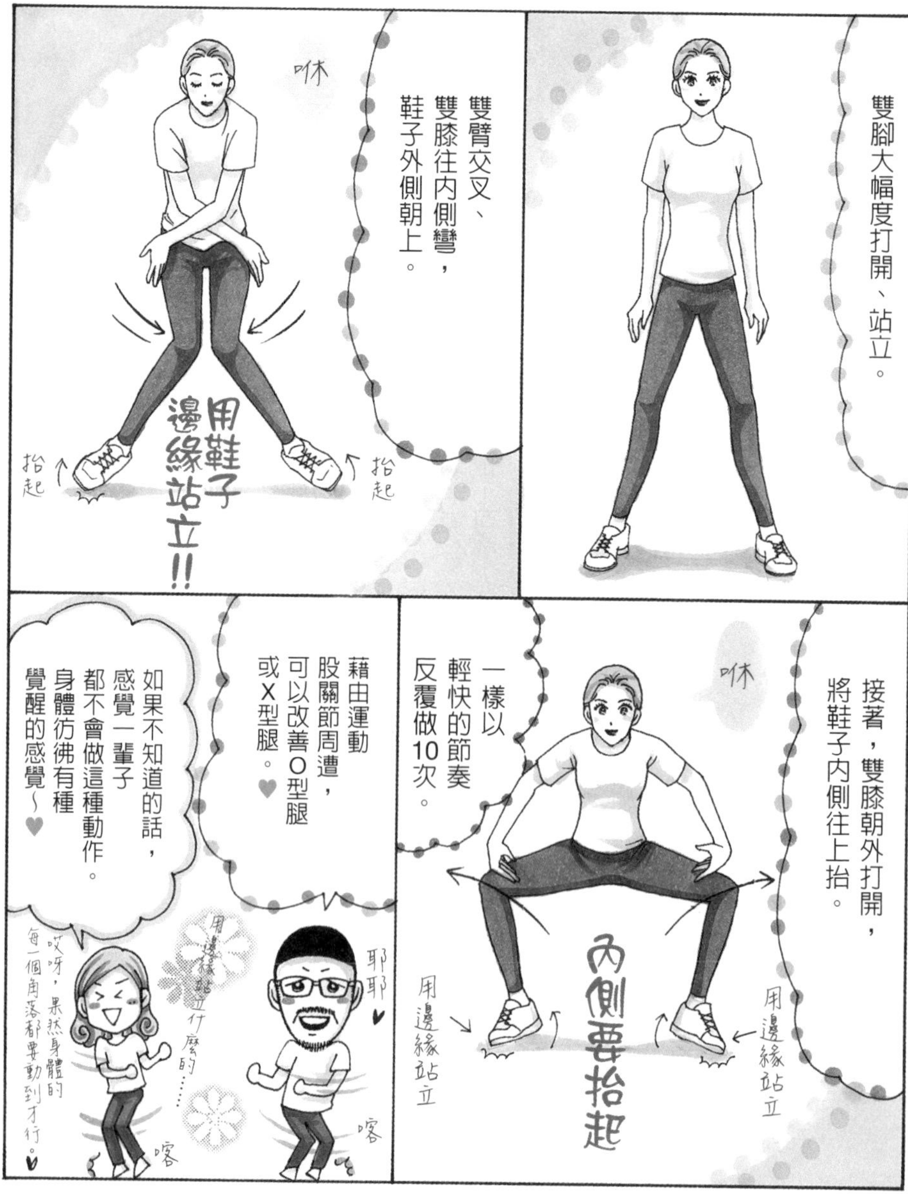
雙腳大幅度打開、站立。
雙臂交叉、雙膝往內側彎，鞋子外側朝上。
咻
抬起
抬起
用鞋子邊緣站立!!
接著，雙膝朝外打開，將鞋子內側往上抬。
一樣以輕快的節奏反覆做10次。
咻
內側要抬起
用邊緣站立
用邊緣站立
藉由運動股關節周遭，可以改善O型腿或X型腿。♥
如果不知道的話，感覺一輩子都不會做這種動作。身體彷彿有種覺醒的感覺～♥
耶耶♥
用邊緣站立什麼的……
哎呀，果然身體的每一個角落都要動到才行。
喀
喀

伸展全身肌肉、分解脂肪——
按出全身健康的腳底按摩

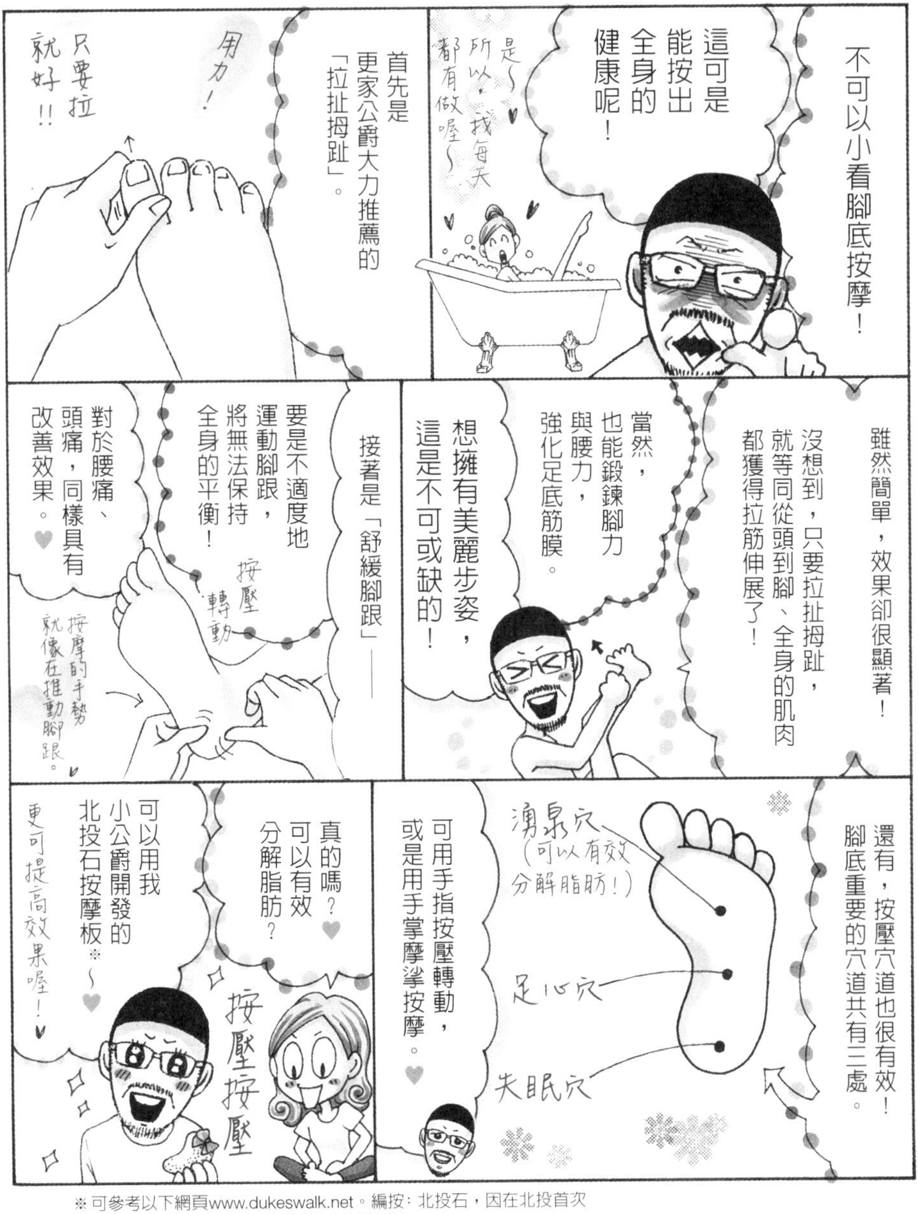

不可以小看腳底按摩！
這可是能按出全身的健康呢！
是～所以我每天都有做喔～
首先是更家公爵大力推薦的「拉扯拇趾」。
用力！
只要拉就好！！
雖然簡單，效果卻很顯著！
沒想到，只要拉扯拇趾，就等同從頭到腳、全身的肌肉都獲得拉筋伸展了！
當然，也能鍛鍊腳力與腰力，強化足底筋膜。
想擁有美麗步姿，這是不可或缺的！
接著是「舒緩腳跟」——
要是不適度地運動腳跟，將無法保持全身的平衡！
對於腰痛、頭痛，同樣具有改善效果。
按壓轉動
按摩的手勢就像在推動腳跟。
還有，按壓穴道也很有效！腳底重要的穴道共有三處。
湧泉穴（可以有效分解脂肪！）
足心穴
失眠穴
可用手指按壓轉動，或是用手掌摩挲按摩。
真的嗎？可以有效分解脂肪？
可以用我小公爵開發的北投石按摩板※～
更可提高效果喔！
按壓按壓

※可參考以下網頁www.dukeswalk.net。編按：北投石，因在北投首次被發現，而成為唯一以臺灣地名命名的礦物。

下半身總複習──促進血液循環，找回纖細美腿

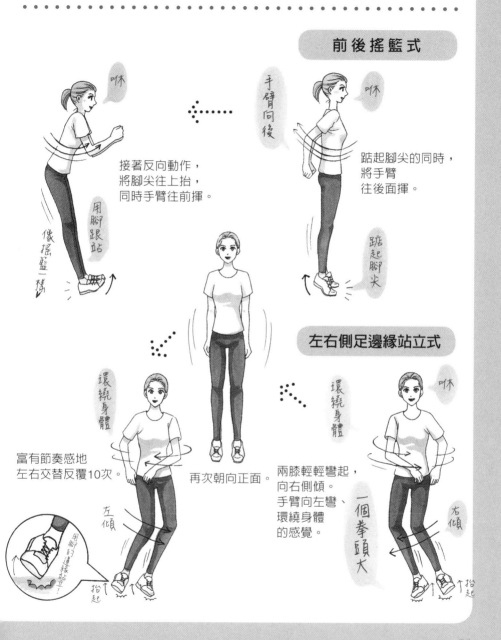

前後搖籃式

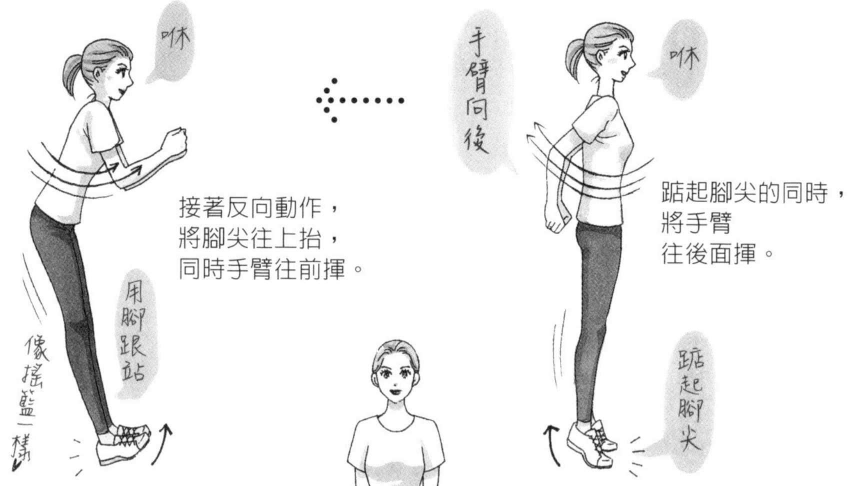

踮起腳尖的同時，
將手臂
往後面揮。

接著反向動作，
將腳尖往上抬，
同時手臂往前揮。

左右側足邊緣站立式

兩膝輕輕彎起，
向右側傾。
手臂向左彎、
環繞身體
的感覺。

再次朝向正面。

富有節奏感地
左右交替反覆10次。

斜角交叉式

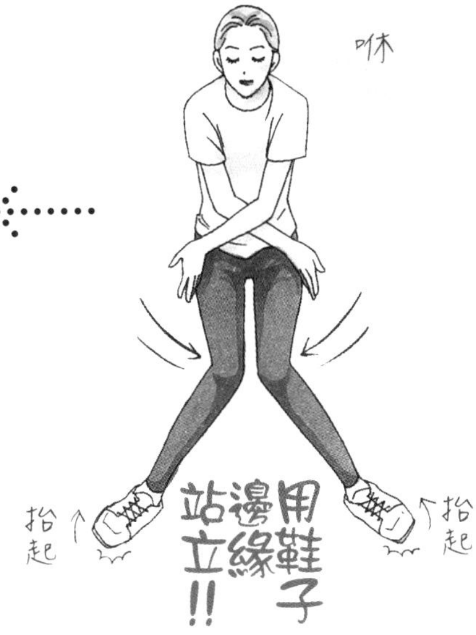

雙臂交叉，雙膝往內側彎，
鞋子外側朝上。

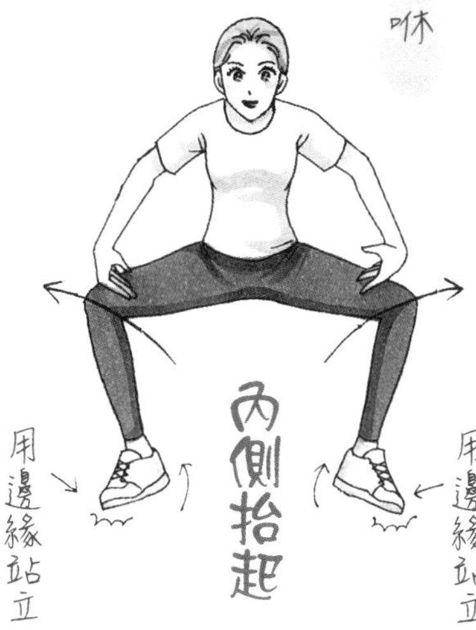

接著，雙膝朝外打開，
將鞋子內側往上抬。

腳底按摩

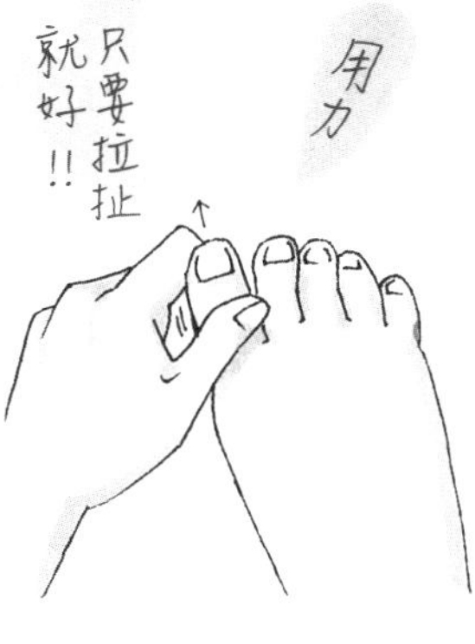

首先是拉扯拇趾。

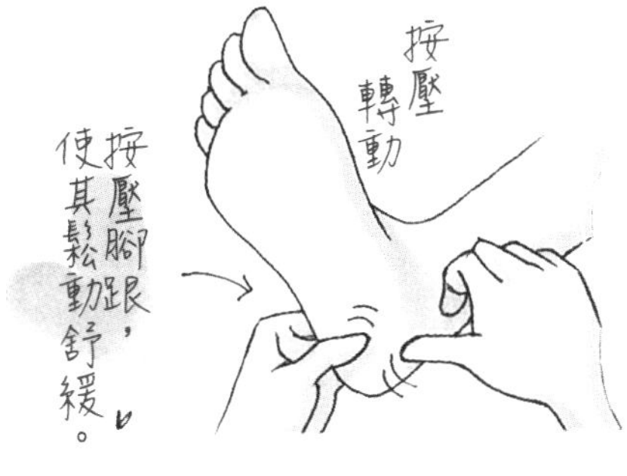

按摩的手勢
就像在推動腳跟～

金津久美的♥美麗小習慣

我會利用客廳門上的玻璃，
觀察在做軀幹步行法時
的全身姿勢，
一邊確認、一邊做。

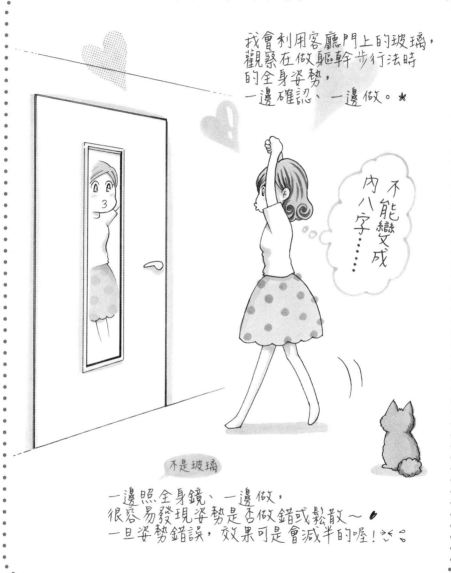

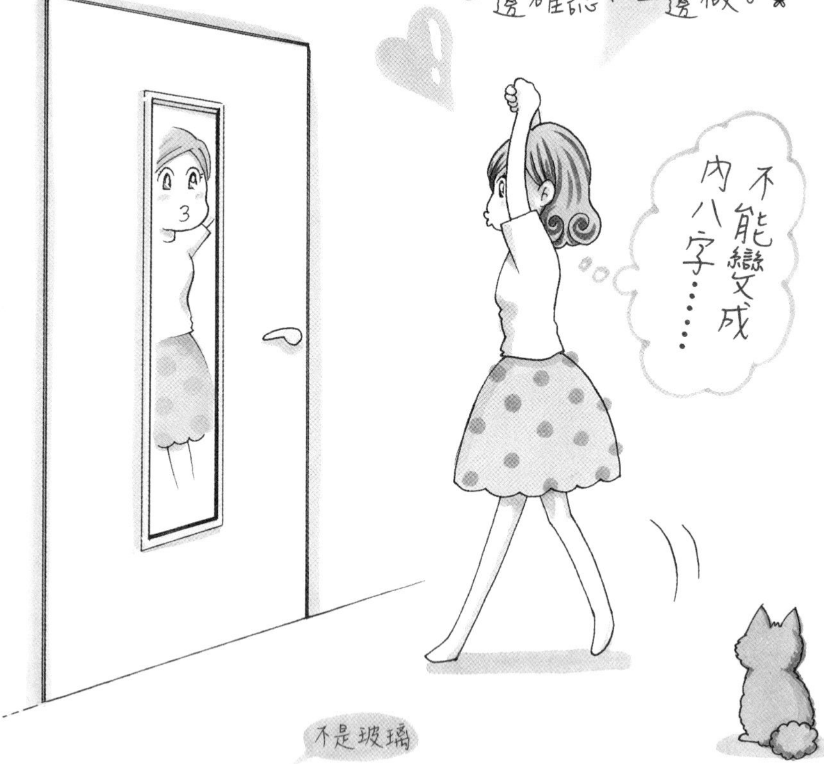

一邊照全身鏡、一邊做，
很容易發現姿勢是否做錯或鬆散～
一旦姿勢錯誤，效果可是會減半的喔！

第五章

仙骨步行法，走出3D立體、凹凸有致好身材

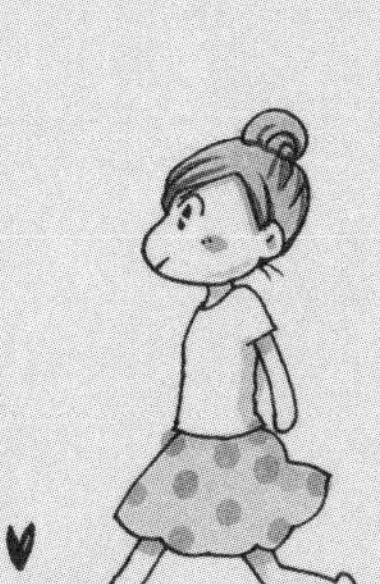

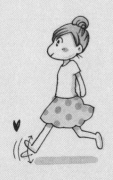

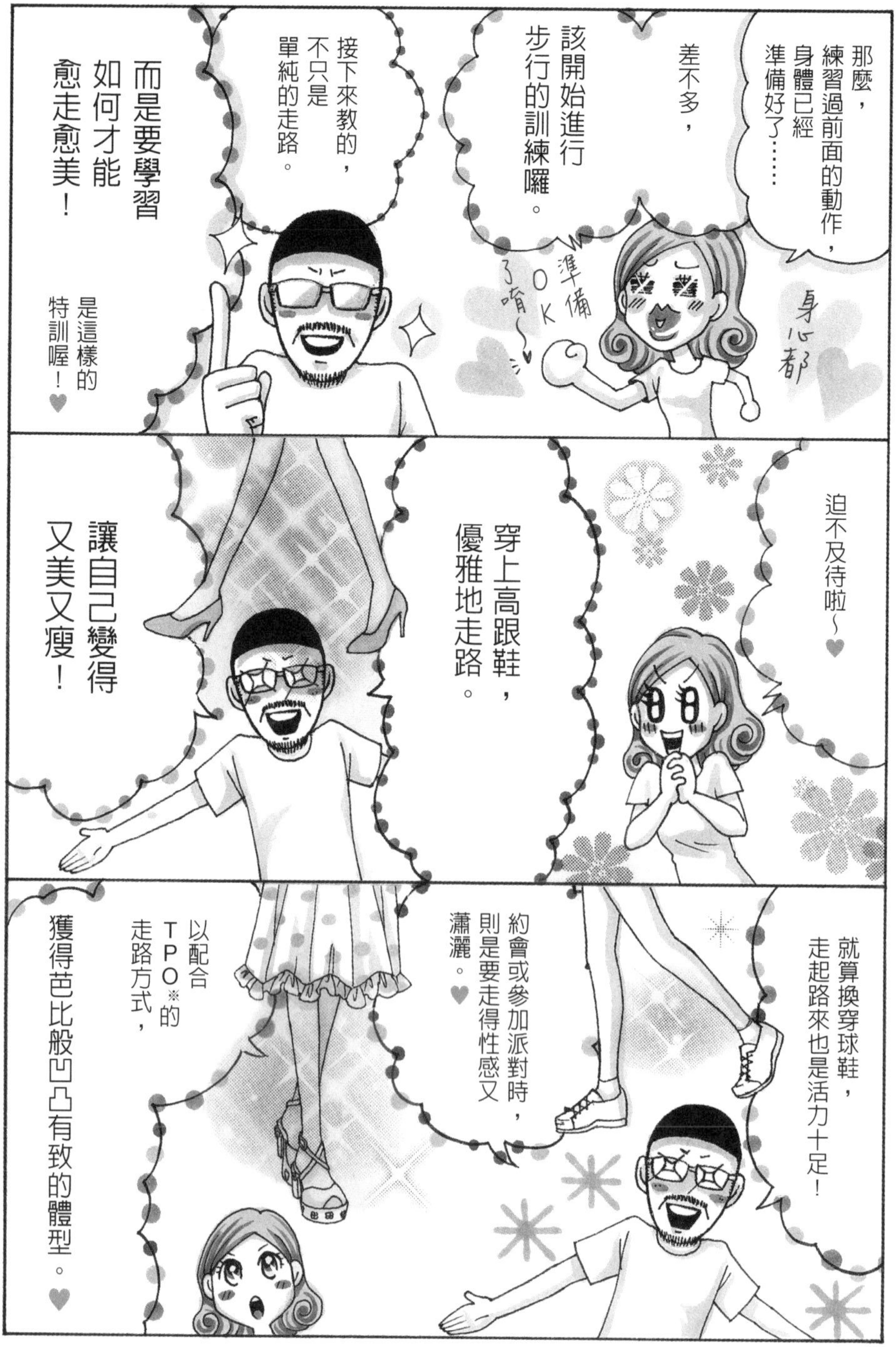

那麼，練習過前面的動作，身體已經準備好了……
差不多，該開始進行步行的訓練囉。
身心都
準備OK了唷～
接下來教的，不只是單純的走路。
而是要學習如何才能愈走愈美！
是這樣的特訓喔！♥
迫不及待啦～♥
穿上高跟鞋，優雅地走路。
讓自己變得又美又瘦！
就算換穿球鞋，走起路來也是活力十足！
約會或參加派對時，則是要走得性感又瀟灑。♥
以配合TPO※的走路方式，
獲得芭比般凹凸有致的體型。♥

※譯按：Time（時間）、Place（地點）、Occasion（場合）的縮寫。

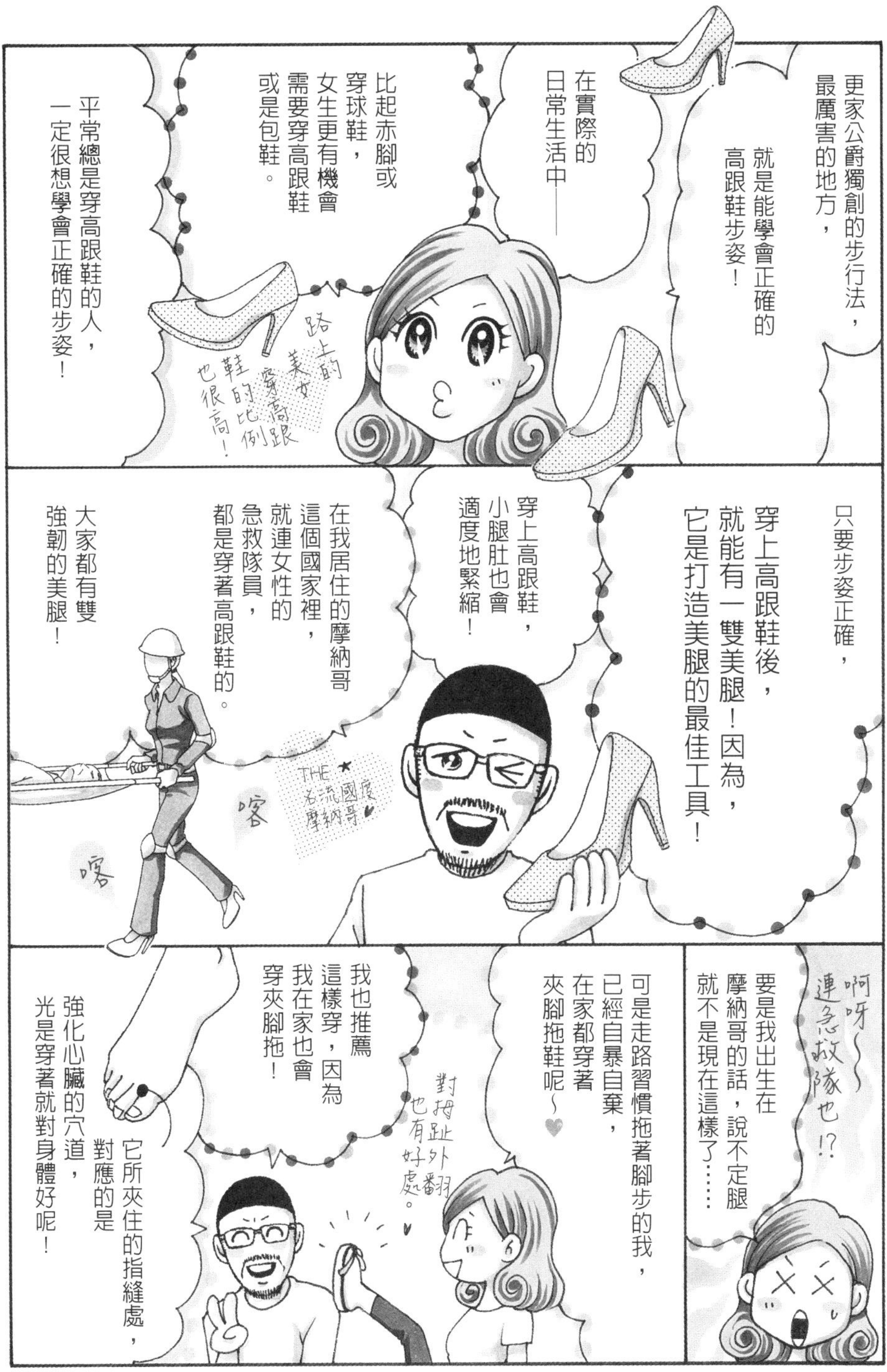

更家公爵獨創的步行法，最厲害的地方，
就是能學會正確的高跟鞋步姿！
在實際的日常生活中——
比起赤腳或穿球鞋，女生更有機會需要穿高跟鞋或是包鞋。
平常總是穿高跟鞋的人，一定很想學會正確的步姿！
路上的美女穿高跟鞋的比例也很高！
只要步姿正確，
穿上高跟鞋後，就能有一雙美腿！因為，它是打造美腿的最佳工具！
穿上高跟鞋，小腿肚也會適度地緊縮！
在我居住的摩納哥這個國家裡，就連女性的急救隊員，都是穿著高跟鞋的。
大家都有雙強韌的美腿！
THE★名流國度摩納哥
喀
喀
啊呀～連急救隊也!?
要是我出生在摩納哥的話，說不定腿就不是現在這樣了……
可是走路習慣拖著腳步的我，已經自暴自棄，在家都穿著夾腳拖鞋呢～
我也推薦這樣穿，因為我在家也會穿夾腳拖！
對拇趾外翻也有好處。
它所夾住的指縫處，對應的是強化心臟的穴道，光是穿著就對身體好呢！

開始步行前之1
3D仙骨豎直法！

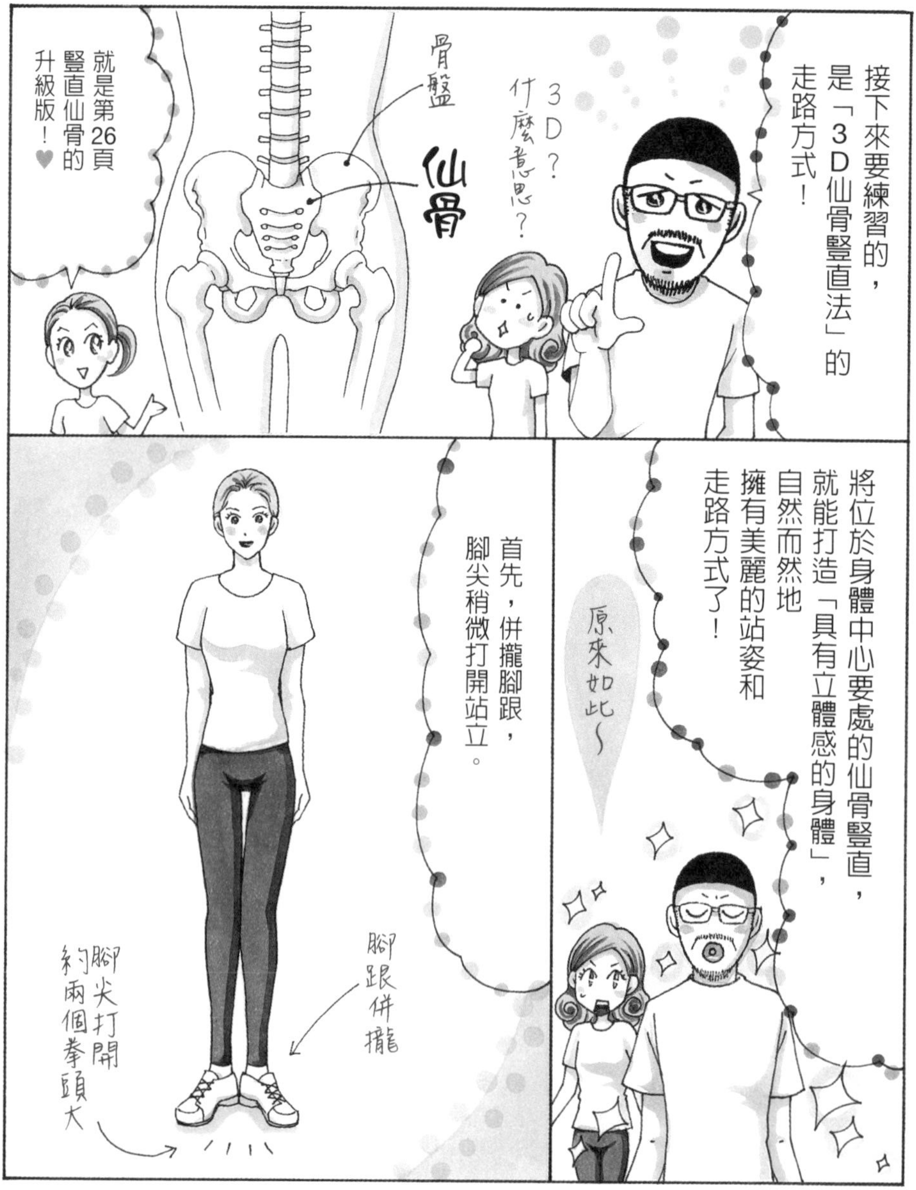

接下來要練習的，是「3D仙骨豎直法」的走路方式！
3D？什麼意思？
骨盤
仙骨
就是第26頁豎直仙骨的升級版！♥
將位於身體中心要處的仙骨豎直，就能打造「具有立體感的身體」，自然而然地擁有美麗的站姿和走路方式了！
原來如此～
首先，併攏腳跟，腳尖稍微打開站立。
腳跟併攏
腳尖打開約兩個拳頭大

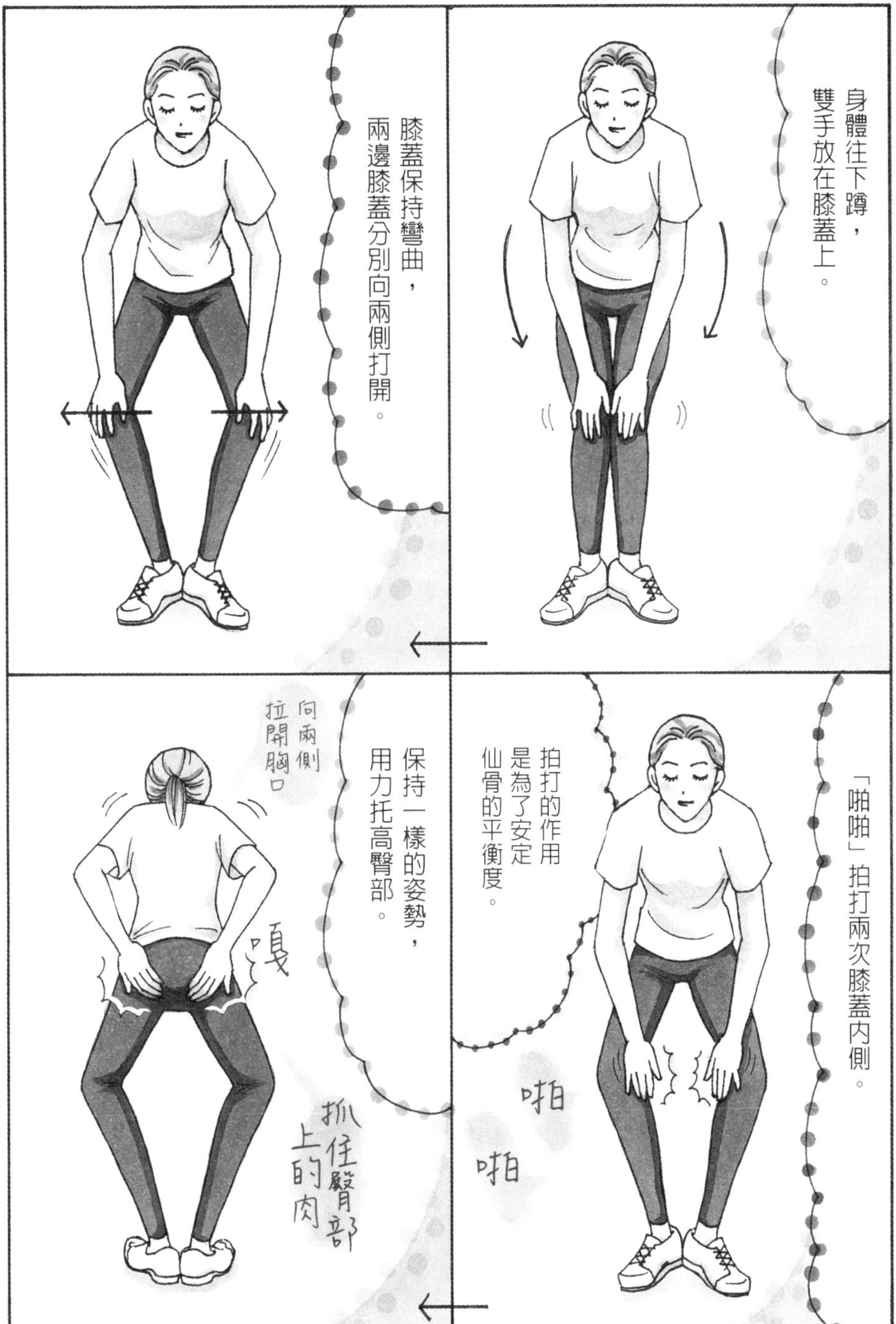
身體往下蹲，
雙手放在膝蓋上。
膝蓋保持彎曲，
兩邊膝蓋分別向兩側打開。
「啪啪」拍打兩次膝蓋內側。
拍打的作用
是為了安定
仙骨的平衡度。
啪
啪
保持一樣的姿勢，
用力托高臀部。
向兩側
拉開胸口
嘎
抓住臀部
上的肉

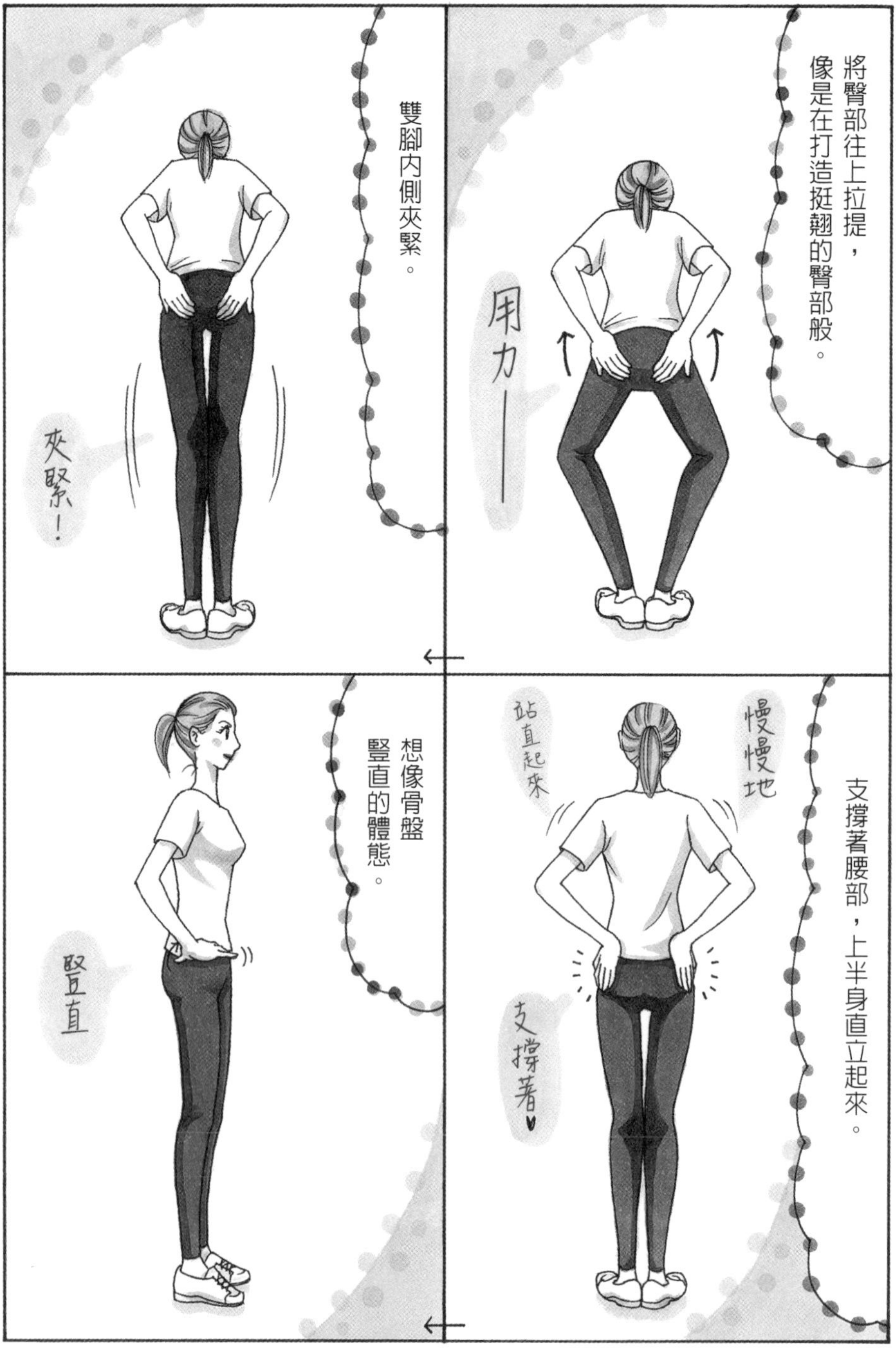
將臀部往上拉提，
像是在打造挺翹的臀部般。
用力——
雙腳內側夾緊。
夾緊！
支撐著腰部，上半身直立起來。
慢慢地
站直起來
支撐著♥
想像骨盤
豎直的體態。
豎直

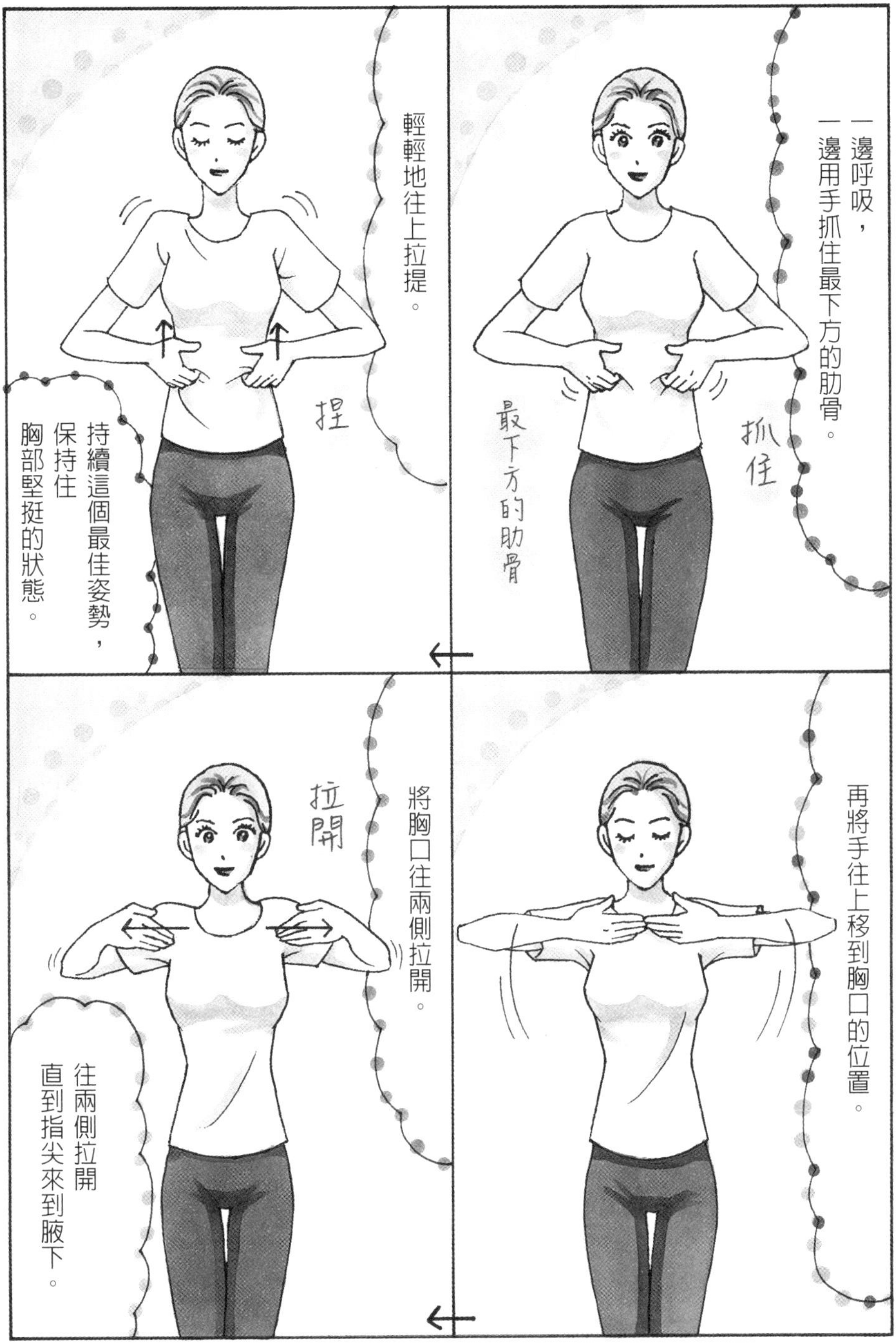

一邊呼吸，
一邊用手抓住最下方的肋骨。
抓住
最下方的肋骨
輕輕地往上拉提。
提
持續這個最佳姿勢，
保持住
胸部堅挺的狀態。
再將手往上移到胸口的位置。
將胸口往兩側拉開。
拉開
往兩側拉開
直到指尖來到腋下。

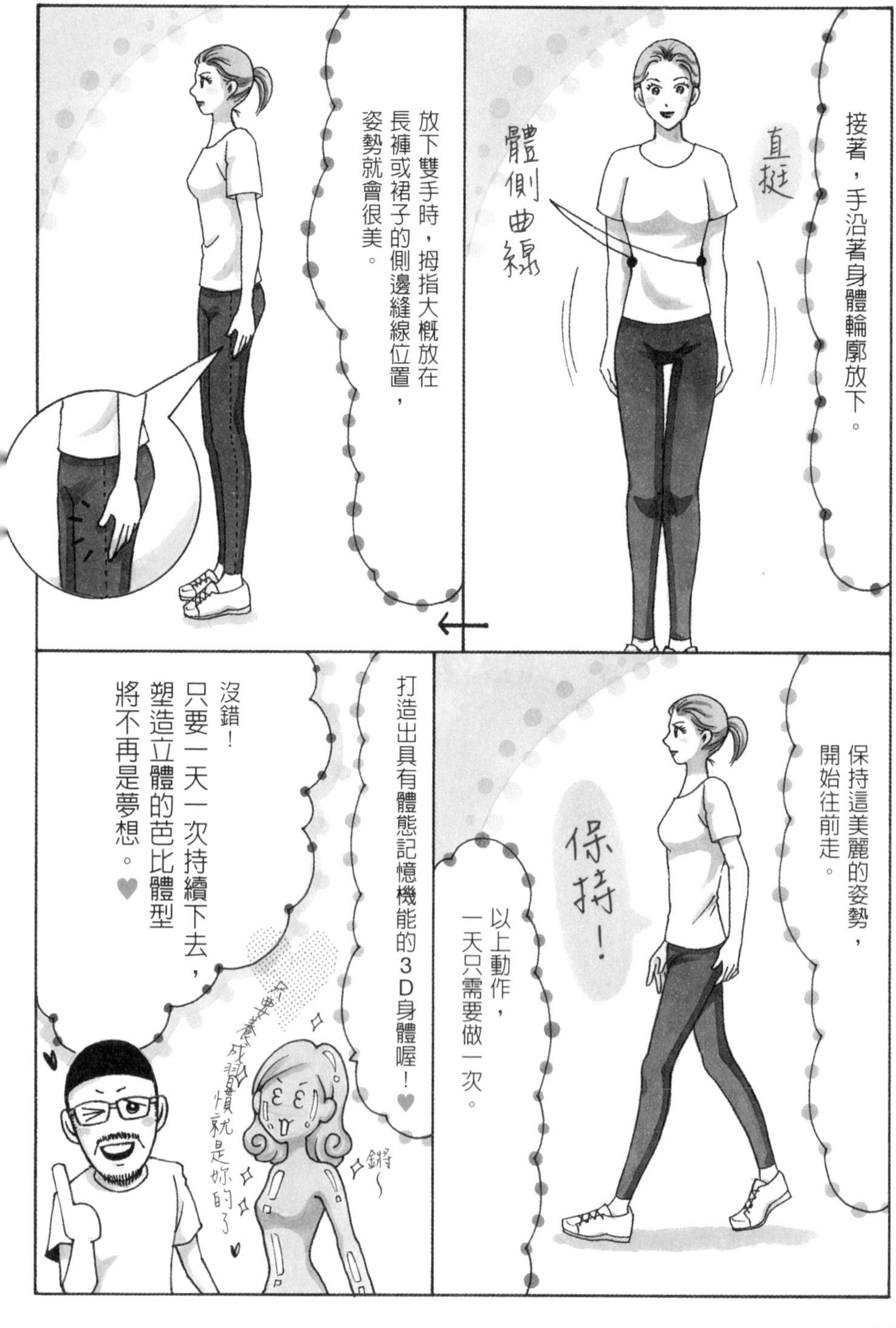

接著，手沿著身體輪廓放下。
直挺
體側曲線
放下雙手時，拇指大概放在長褲或裙子的側邊縫線位置，姿勢就會很美。
保持這美麗的姿勢，開始往前走。
保持！
以上動作，一天只需要做一次。
打造出具有體態記憶機能的3D身體喔！
沒錯！只要一天一次持續下去，塑造立體的芭比體型將不再是夢想。
只要養成習慣就是妳的了
鏘～

開始步行前之2
在腦中想像I字線＆V字線

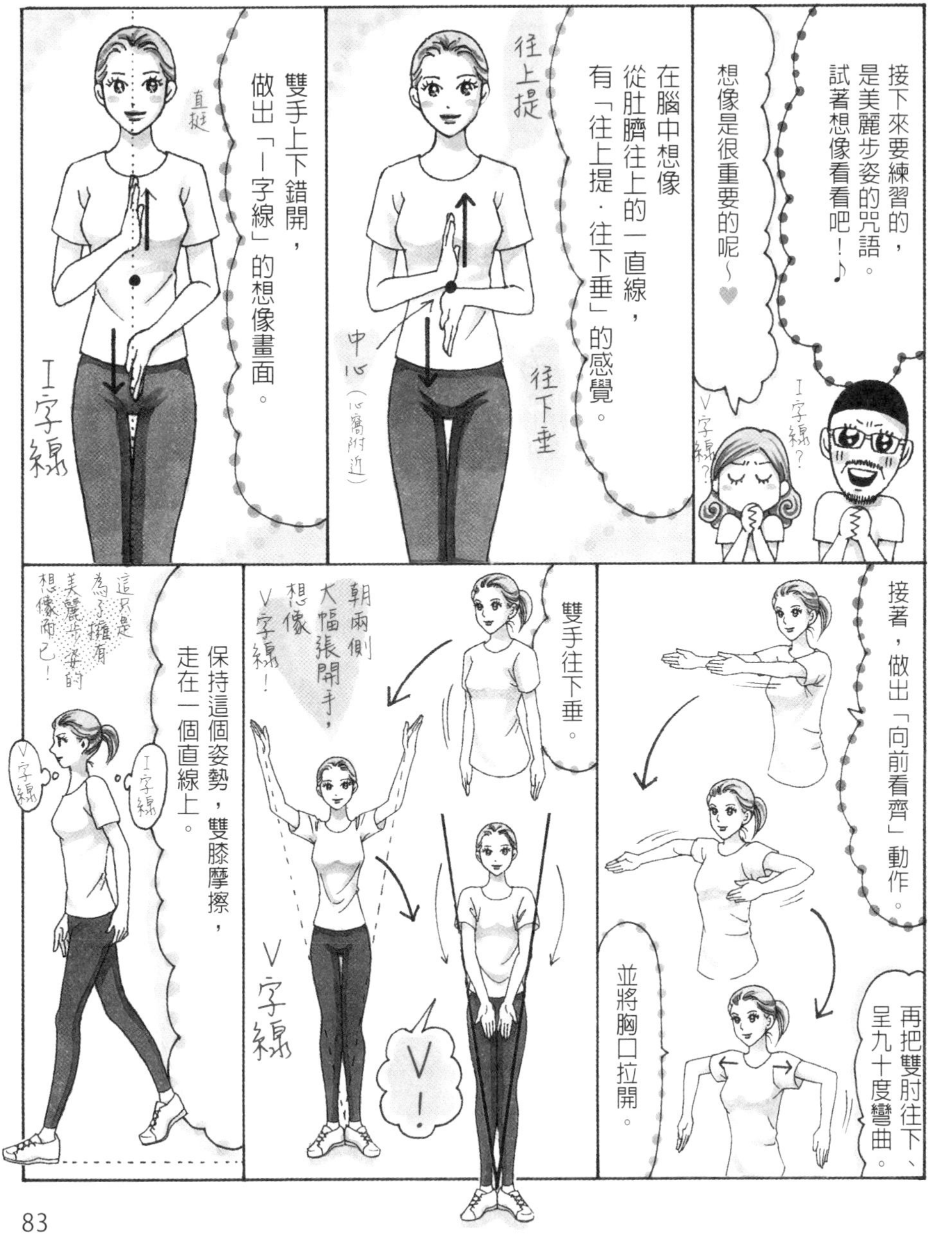
接下來要練習的，是美麗步姿的咒語。試著想像看看吧！♪
想像是很重要的呢～♥
I字線？
V字線？
在腦中想像從肚臍往上的一直線，有「往上提．往下垂」的感覺。
往上提
往下垂
中心（心窩附近）
雙手上下錯開，做出「I字線」的想像畫面。
直挺
I字線
接著，做出「向前看齊」動作。
再把雙肘往下、呈九十度彎曲。
並將胸口拉開。
雙手往下垂。
朝兩側大幅張開手，想像V字線！
V字線
V！
保持這個姿勢，雙膝摩擦，走在一個直線上。
這只是為了擁有美麗步姿的想像而已！
V字線
I字線

走出名媛般的優雅步姿
用高跟鞋也能鍛鍊內收肌！

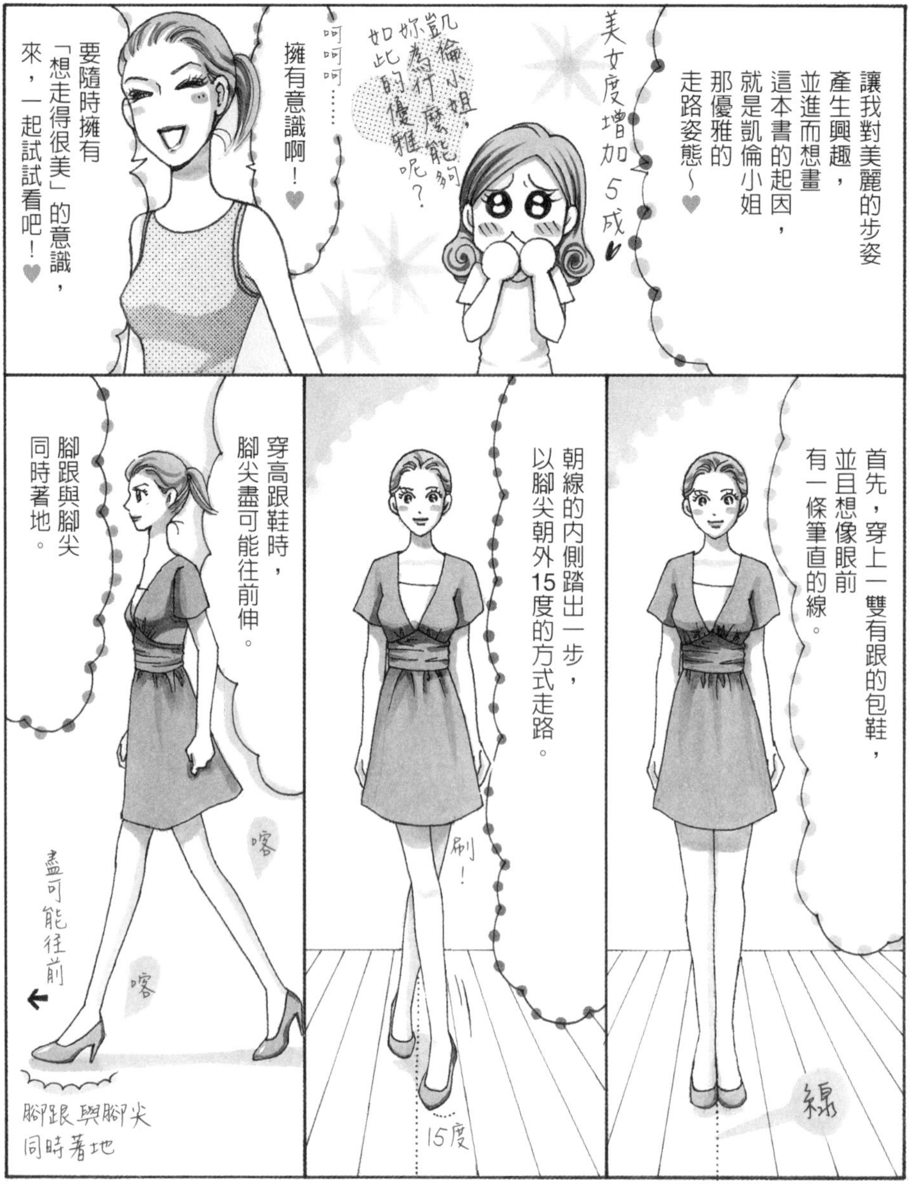
讓我對美麗的步姿產生興趣，並進而想畫這本書的起因，就是凱倫小姐那優雅的走路姿態～♥
美女度增加5成♥
凱倫小姐，妳為什麼能夠如此的優雅呢？
呵呵呵……
擁有意識啊！♥
要隨時擁有「想走得很美」的意識，來，一起試試看吧！♥
首先，穿上一雙有跟的包鞋，並且想像眼前有一條筆直的線。
線
朝線的內側踏出一步，以腳尖朝外15度的方式走路。
刷！
15度
穿高跟鞋時，腳尖盡可能往前伸。
腳跟與腳尖同時著地。
喀
喀
盡可能往前
腳跟與腳尖同時著地

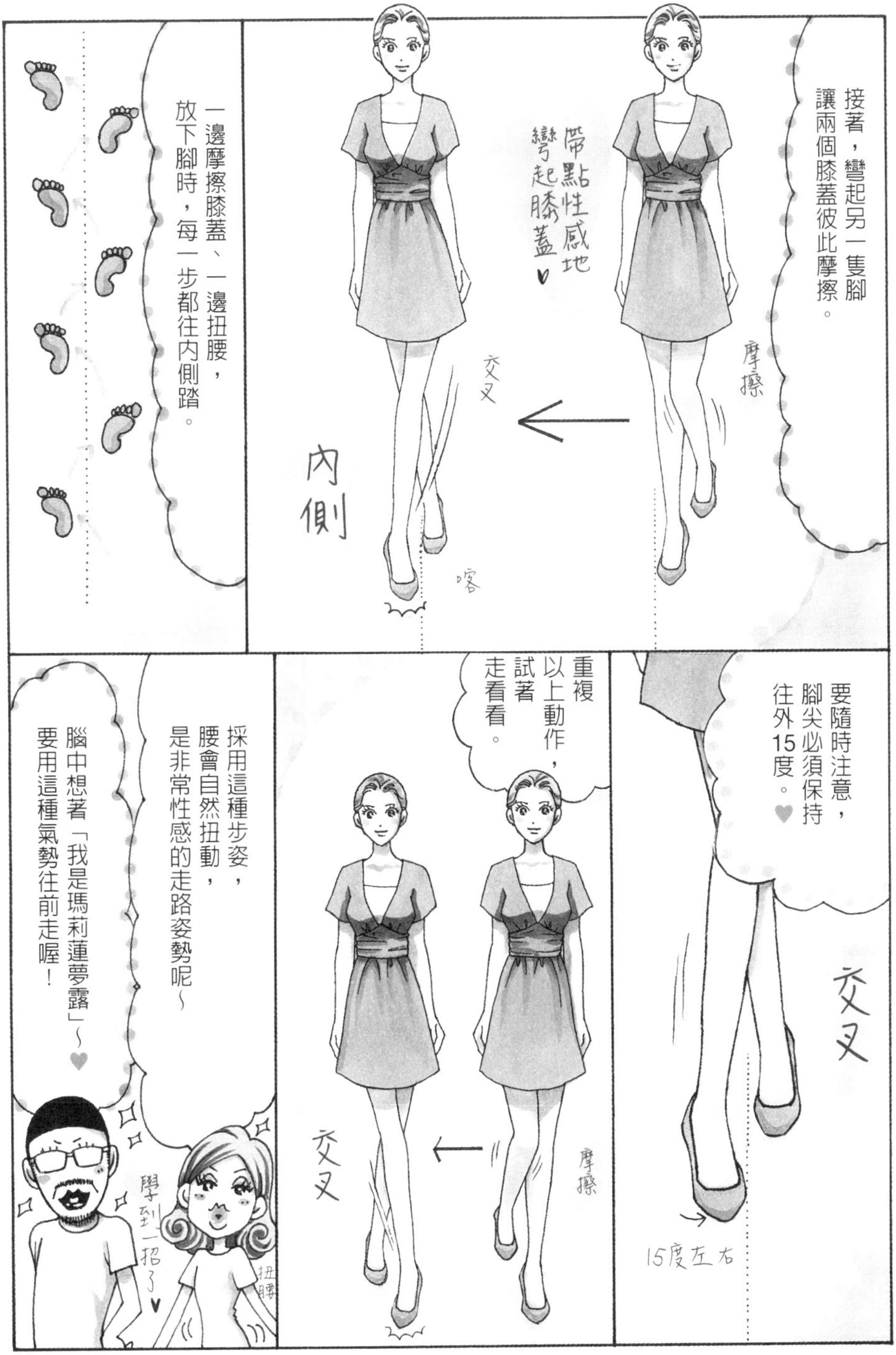
接著，彎起另一隻腳讓兩個膝蓋彼此摩擦。
摩擦
帶點性感地彎起膝蓋♥
交叉
內側
喀
一邊摩擦膝蓋、一邊扭腰，放下腳時，每一步都往內側踏。
要隨時注意，腳尖必須保持往外15度。♥
交叉
15度左右
重複以上動作，試著走看看。
摩擦
交叉
採用這種步姿，腰會自然扭動，是非常性感的走路姿勢呢～
腦中想著「我是瑪莉蓮夢露」～要用這種氣勢往前走喔！♥
學到一招了♥
扭腰

穿上平底鞋、球鞋時，
帶有女人味的活力步姿，加強瘦身

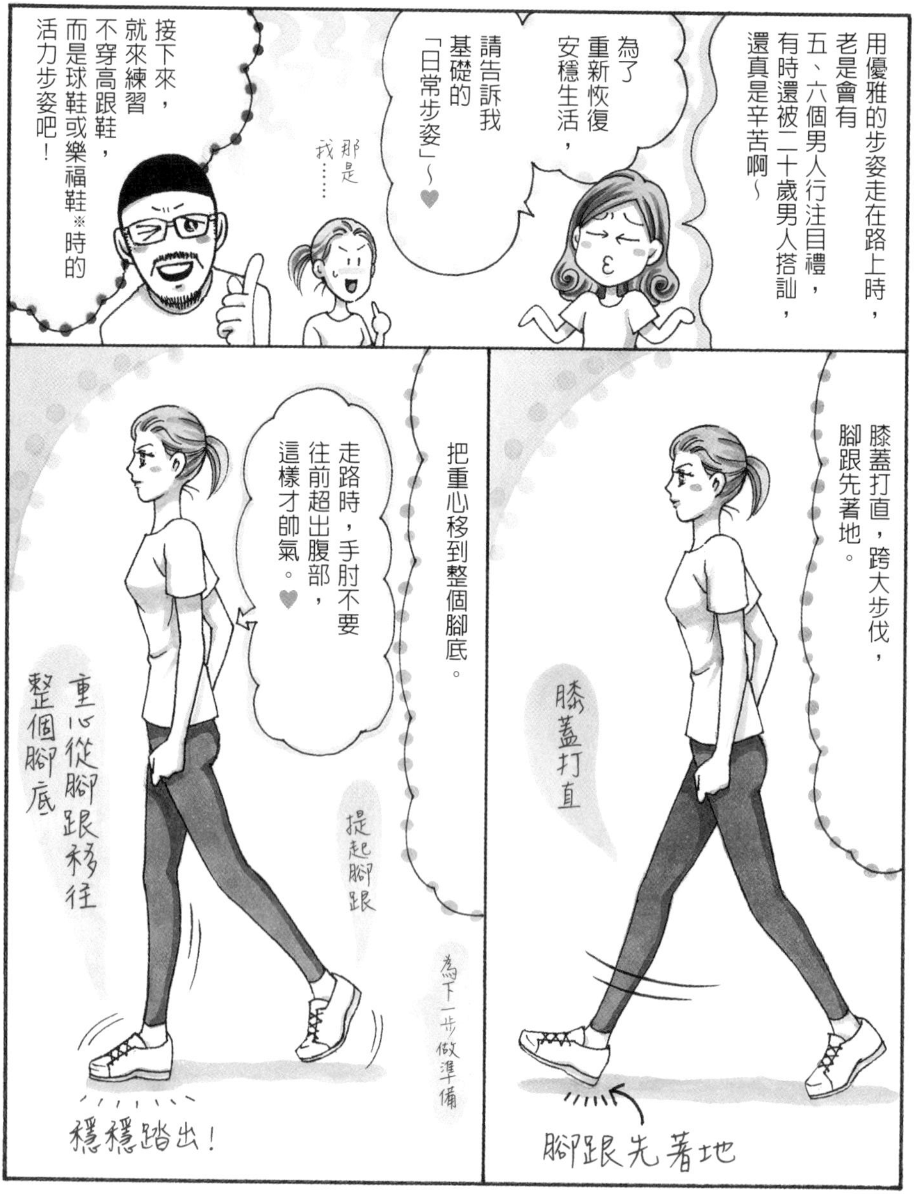
用優雅的步姿走在路上時，老是會有五、六個男人行注目禮，有時還被二十歲男人搭訕，還真是辛苦啊～
為了重新恢復安穩生活，
請告訴我基礎的「日常步姿」～♥
那是我……
接下來，就來練習不穿高跟鞋，而是球鞋或樂福鞋※時的活力步姿吧！
膝蓋打直，跨大步伐，腳跟先著地。
膝蓋打直
腳跟先著地
把重心移到整個腳底。
走路時，手肘不要往前超出腹部，這樣才帥氣。♥
提起腳跟
為下一步做準備
重心從腳跟移往整個腳底
穩穩踏出！

※編按：樂福鞋（loafer），休閒便鞋。

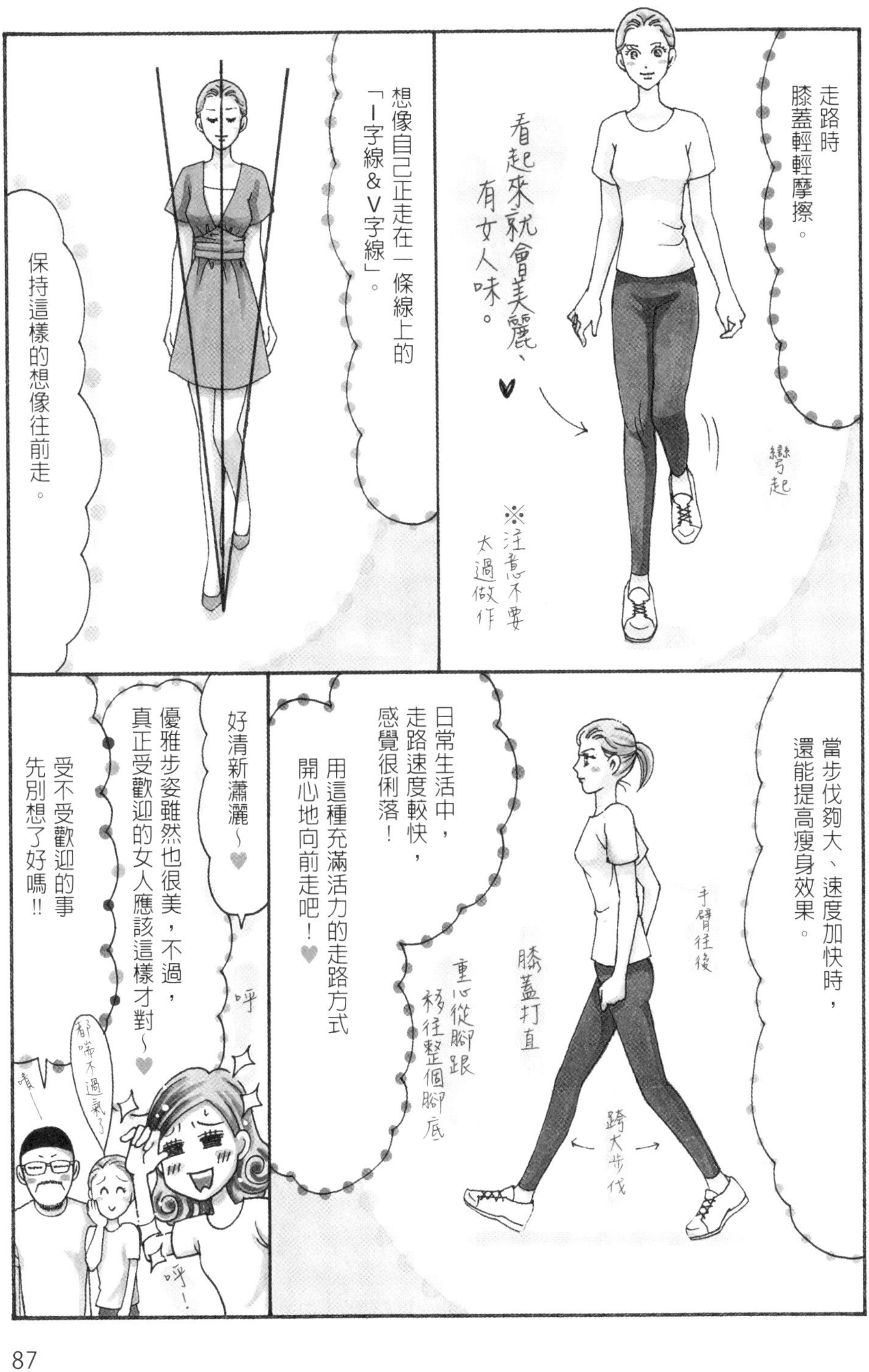
走路時
膝蓋輕輕摩擦。
看起來就會美麗、
有女人味。♥
彎起
※注意不要
太過做作
想像自己正走在一條線上的
「I字線&V字線」。
保持這樣的想像往前走。
當步伐夠大、速度加快時，
還能提高瘦身效果。
手臂往後
膝蓋打直
重心從腳跟
移往整個腳底
跨大步伐
日常生活中，
走路速度較快，
感覺很俐落！
用這種充滿活力的走路方式
開心地向前走吧！♥
好清新瀟灑～♥
優雅步姿雖然也很美，不過，
真正受歡迎的女人應該這樣才對～♥
呼
呼！
都喘不過氣了
受不受歡迎的事
先別想了好嗎!!
嘖——

仙骨步行法總複習──打造立體感的挺拔美姿

3D仙骨豎直法──下半身

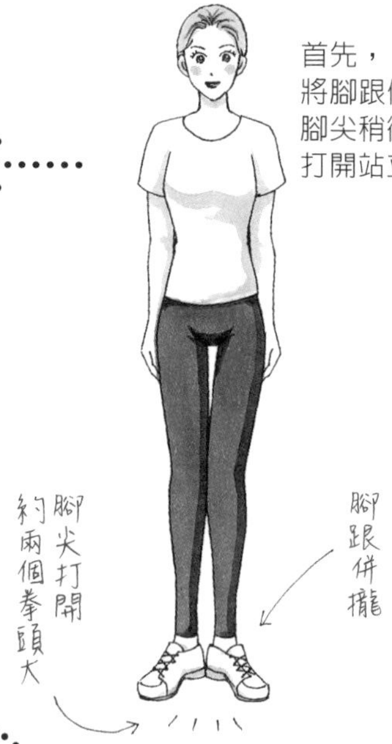

腳尖打開約兩個拳頭大
腳跟併攏

首先，
將腳跟併攏，
腳尖稍微
打開站立。

身體往下蹲，
雙手放在
膝蓋上。

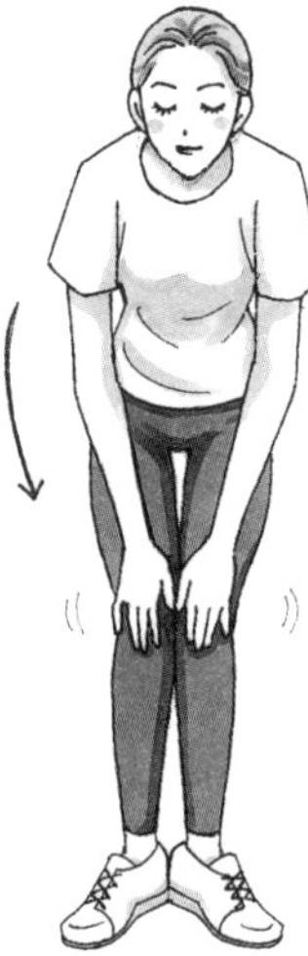

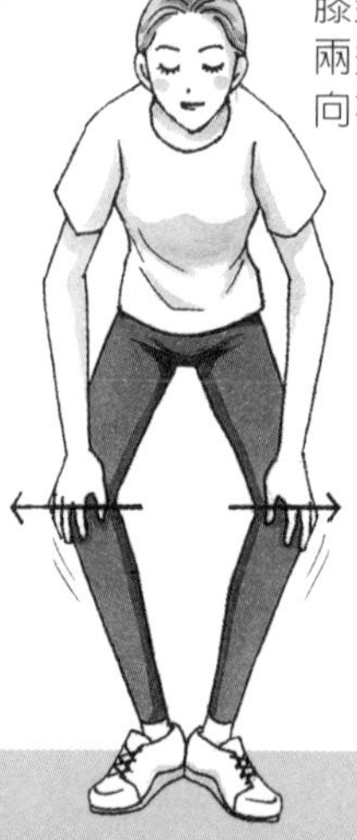

膝蓋保持彎曲，
兩邊膝蓋分別
向左右兩側打開。

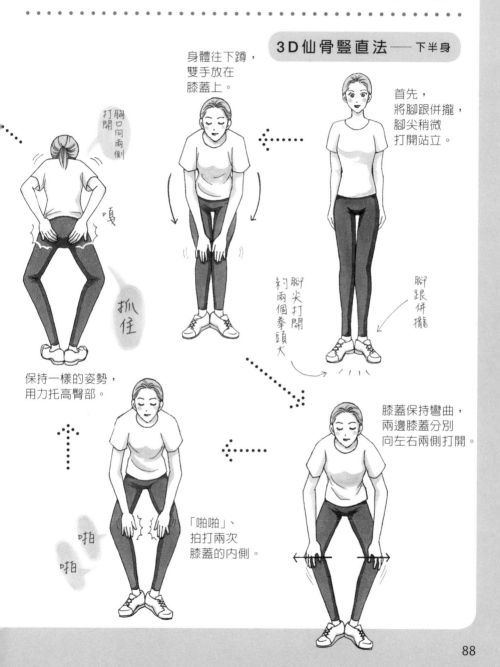

啪
啪

「啪啪」、
拍打兩次
膝蓋的內側。

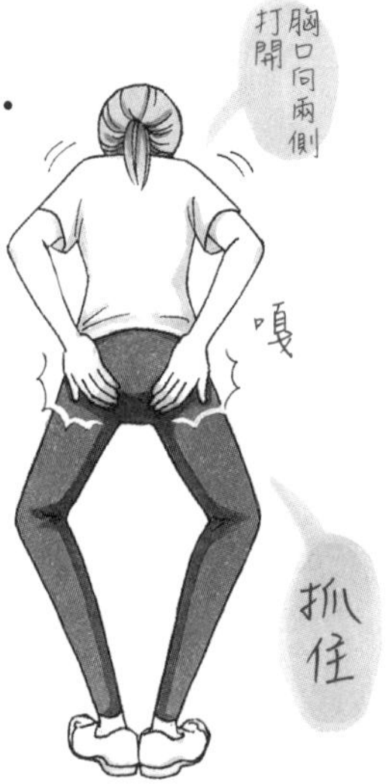

胸口向兩側打開
嘎
抓住

保持一樣的姿勢，
用力托高臀部。

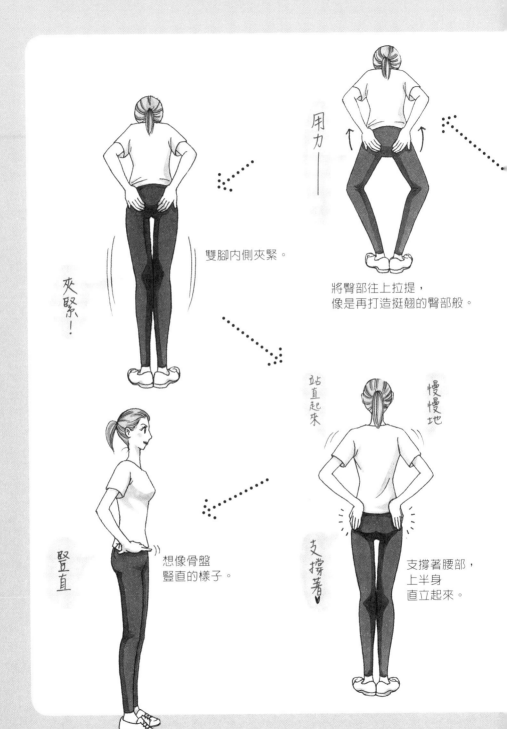

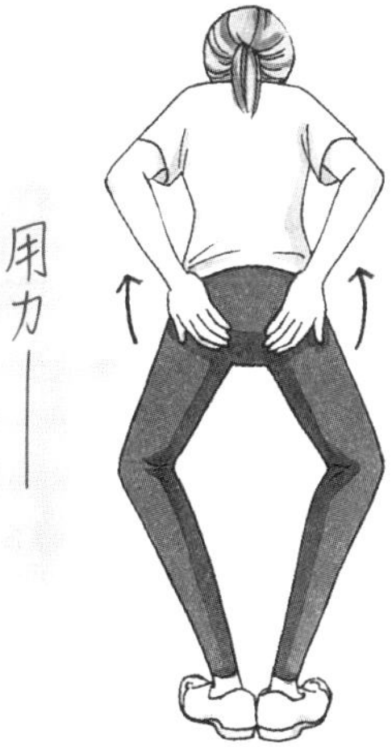

將臀部往上拉提，
像是再打造挺翹的臀部般。

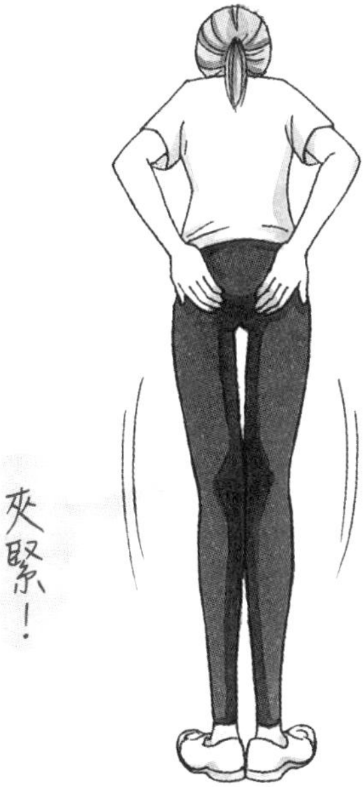

雙腳內側夾緊。

支撐著腰部，
上半身
直立起來。

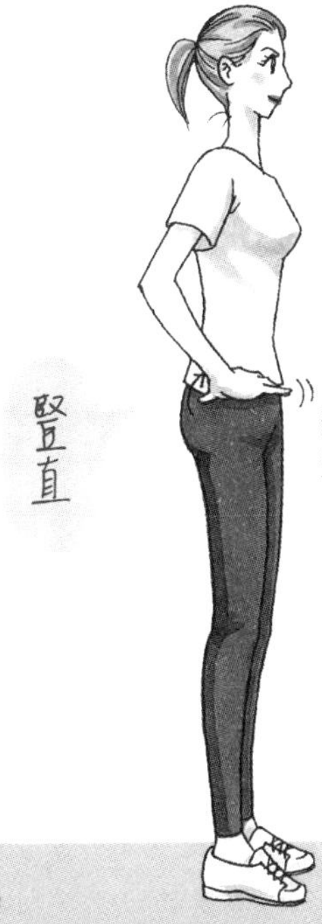

想像骨盤
豎直的樣子。

3D仙骨豎直法——上半身

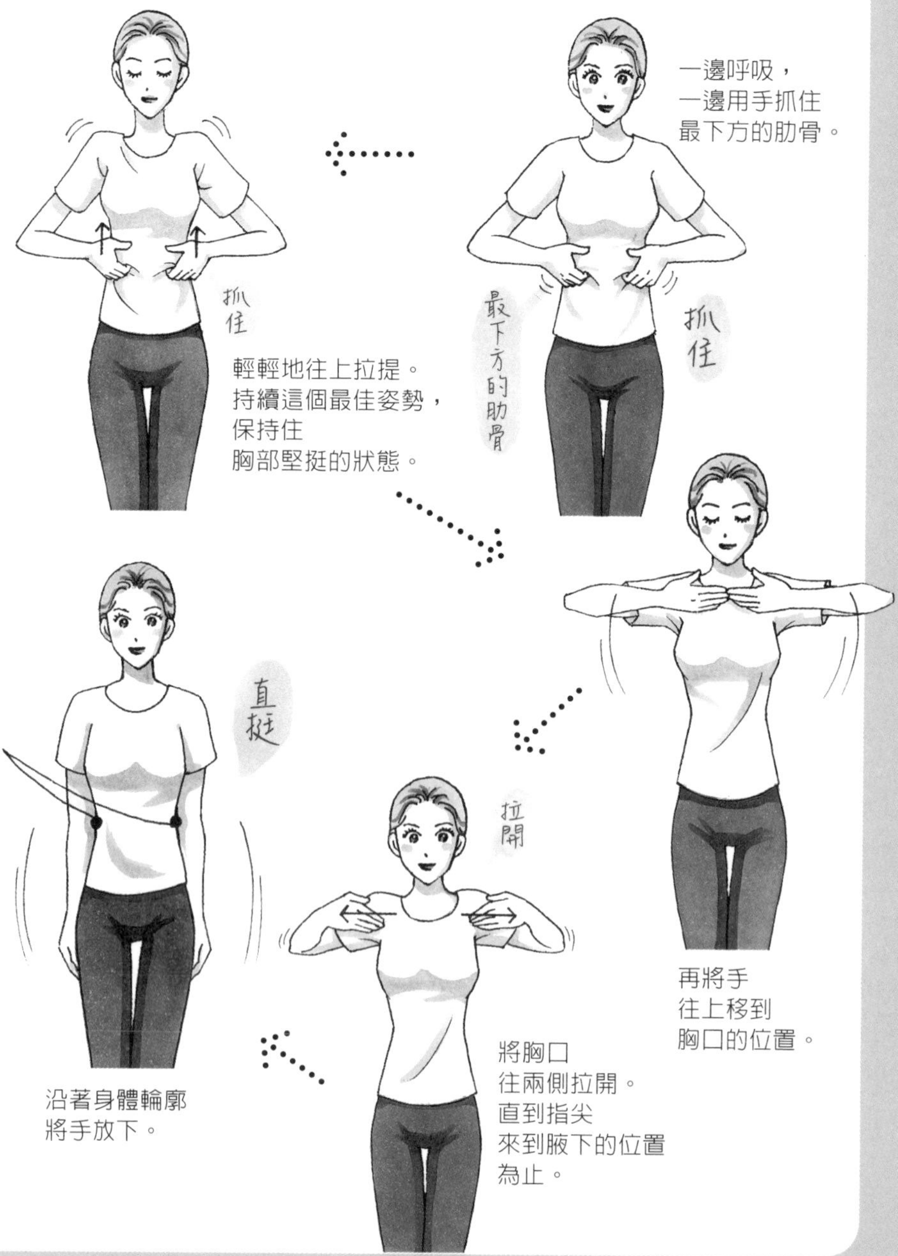

一邊呼吸，
一邊用手抓住
最下方的肋骨。

輕輕地往上拉提。
持續這個最佳姿勢，
保持住
胸部堅挺的狀態。

再將手
往上移到
胸口的位置。

將胸口
往兩側拉開。
直到指尖
來到腋下的位置
為止。

沿著身體輪廓
將手放下。

第六章

走路、擺動，任選一招解決惱人的身體問題！

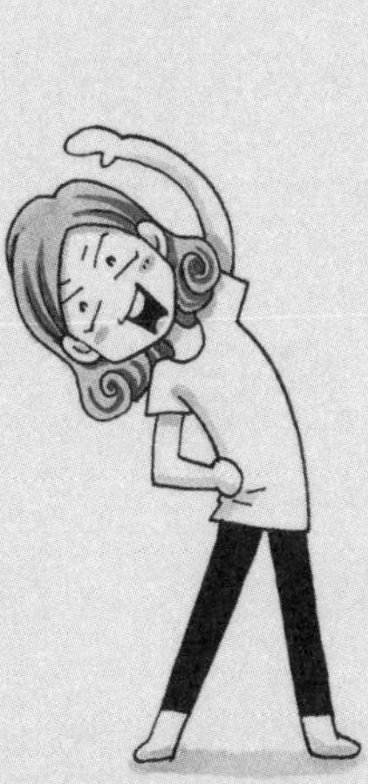

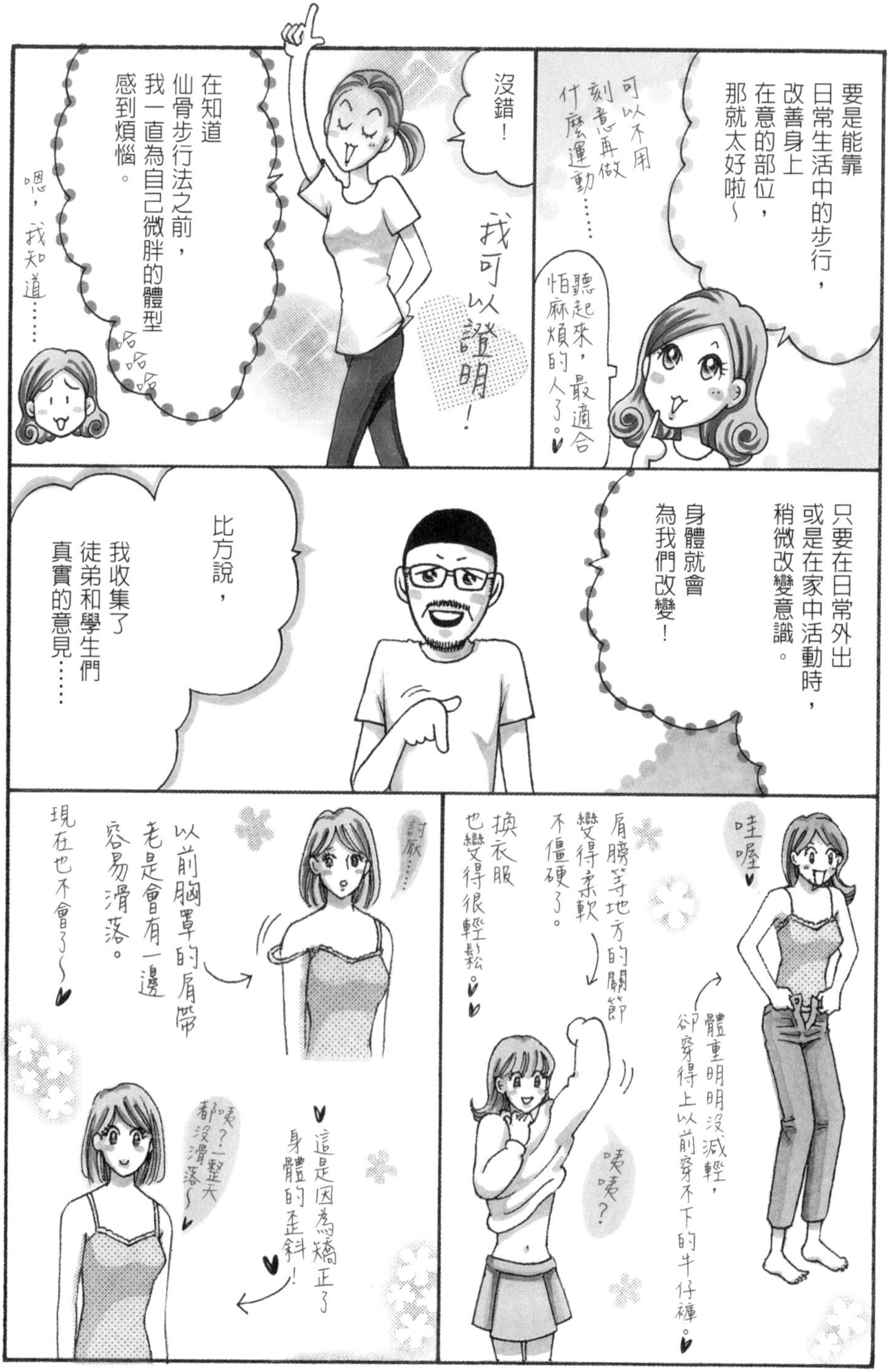
要是能靠日常生活中的步行，改善身上在意的部位，那就太好啦～
可以不用刻意再做什麼運動……
聽起來，最適合怕麻煩的人了。
沒錯！
我可以證明！
在知道仙骨步行法之前，我一直為自己微胖的體型感到煩惱。
哈哈哈
嗯，我知道……
只要在日常外出或是在家中活動時，稍微改變意識。
身體就會為我們改變！
比方說，
我收集了徒弟和學生們真實的意見……
哇喔
體重明明沒減輕，卻穿得上以前穿不下的牛仔褲。
肩膀等地方的關節變得柔軟不僵硬了。
換衣服也變得很輕鬆。
咦咦？
討厭……
以前胸罩的肩帶老是會有一邊容易滑落。
現在也不會了～
這是因為矯正了身體的歪斜！
咦？一整天都沒滑落～

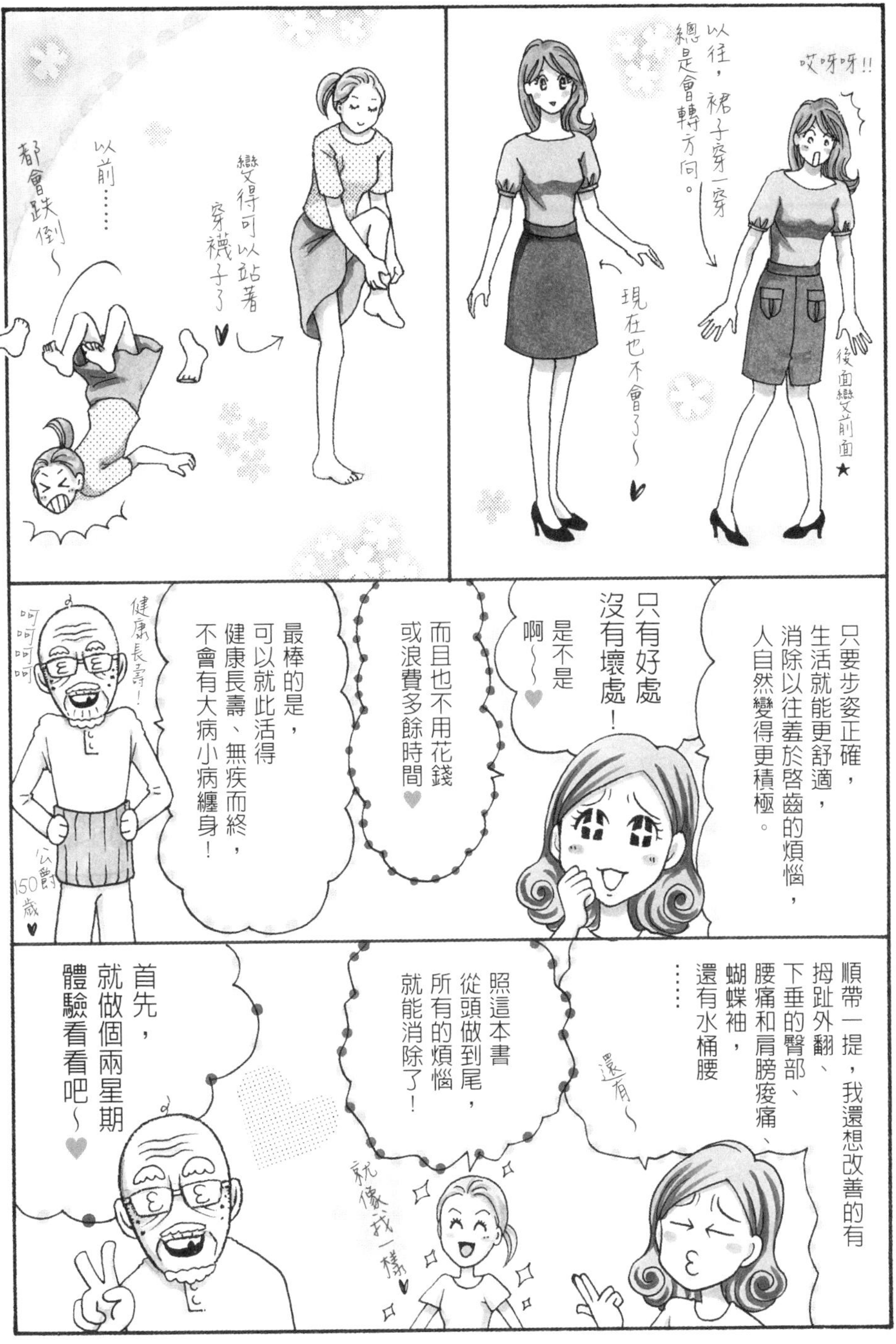
哎呀呀!!
以往，裙子穿一穿總是會轉方向。
後面變前面★
現在也不會了～♥
變得可以站著穿襪子了♥
以前……
都會跌倒～
只要步姿正確，生活就能更舒適，消除以往羞於啓齒的煩惱，人自然變得更積極。
只有好處沒有壞處！
是不是啊～～♥
而且也不用花錢或浪費多餘時間♥
最棒的是，可以就此活得健康長壽、無疾而終，不會有大病小病纏身！
健康長壽！
呵呵呵呵
公爵150歲♥
順帶一提，我還想改善的有拇趾外翻、下垂的臀部、腰痛和肩膀痠痛、蝴蝶袖，還有水桶腰……
還有～
照這本書從頭做到尾，所有的煩惱就能消除了！
就像我一樣♥
首先，就做個兩星期體驗看看吧～♥

30秒快速踏步——
形成易瘦體質的瘦身步行法

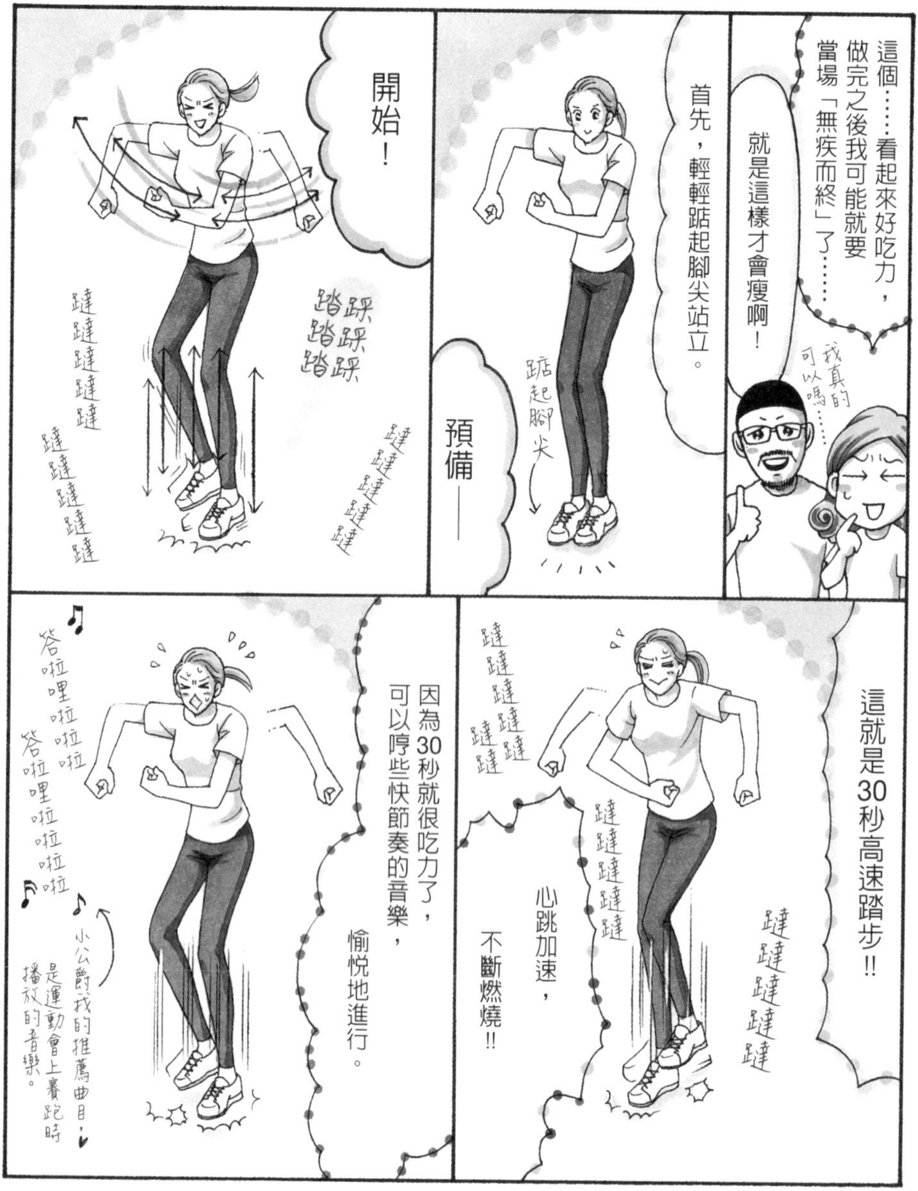

這個……看起來好吃力，做完之後我可能就要當場「無疾而終」了……
就是這樣才會瘦啊！
我真的可以嗎……
首先，輕輕踮起腳尖站立。
踮起腳尖
預備——
開始！
踩踩踩
踏踏踏
躂躂躂躂躂
躂躂躂躂躂
躂躂躂躂躂
這就是30秒高速踏步!!
躂躂躂躂躂躂躂
躂躂躂躂躂
心跳加速，
不斷燃燒!!
躂躂躂躂躂
因為30秒就很吃力了，可以哼些快節奏的音樂，
愉悅地進行。
答啦哩啦啦啦
答啦哩啦啦啦
小公爵：我的推薦曲目，是運動會上賽跑時播放的音樂。

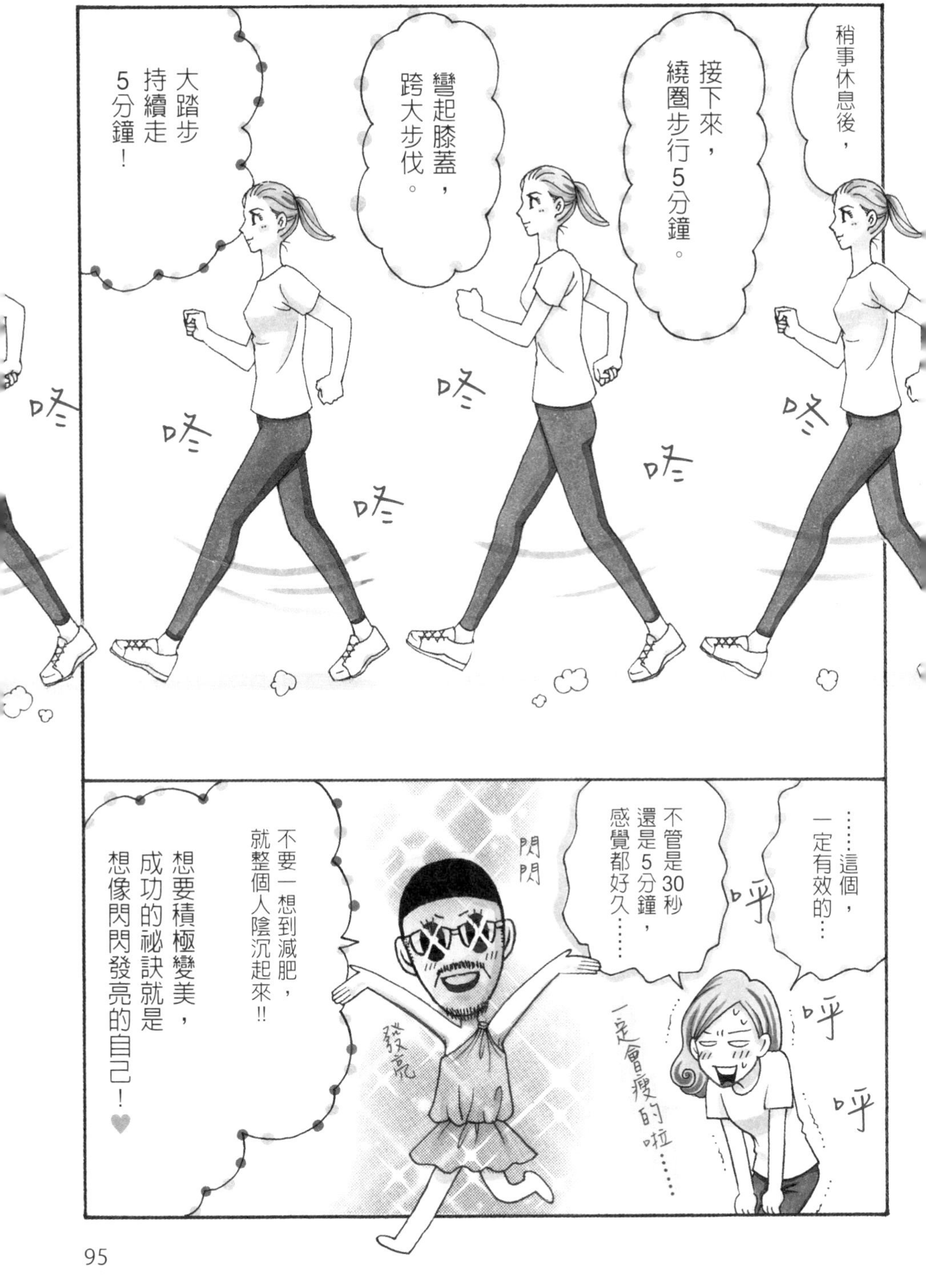
稍事休息後，
接下來，繞圈步行5分鐘。
彎起膝蓋，跨大步伐。
大踏步持續走5分鐘！
咚
咚
咚
咚
咚
咚
……這個，一定有效的……
不管是30秒還是5分鐘，感覺都好久……
呼
呼
呼
一定會瘦的啦……
閃閃
不要一想到減肥，就整個人陰沉起來!!
發亮
想要積極變美，成功的祕訣就是想像閃閃發亮的自己！♥

對付微凸小腹、改善腰痛——
抱球步行法

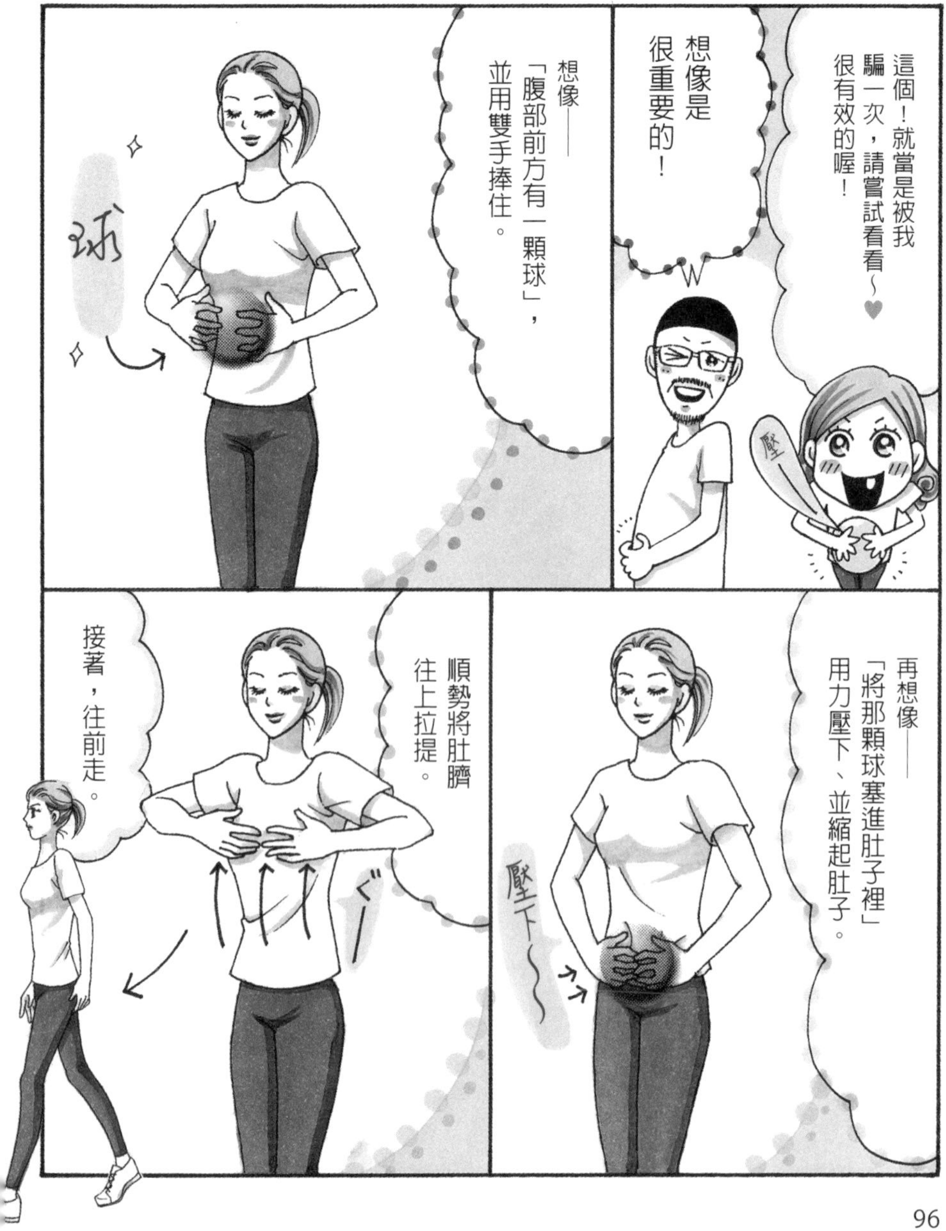

這個！就當是被我騙一次，請嘗試看看～♥很有效的喔！
想像是很重要的！
壓
想像——「腹部前方有一顆球」，並用雙手捧住。
球
再想像——「將那顆球塞進肚子裡」用力壓下、並縮起肚子。
壓下～～
順勢將肚臍往上拉提。
接著，往前走。

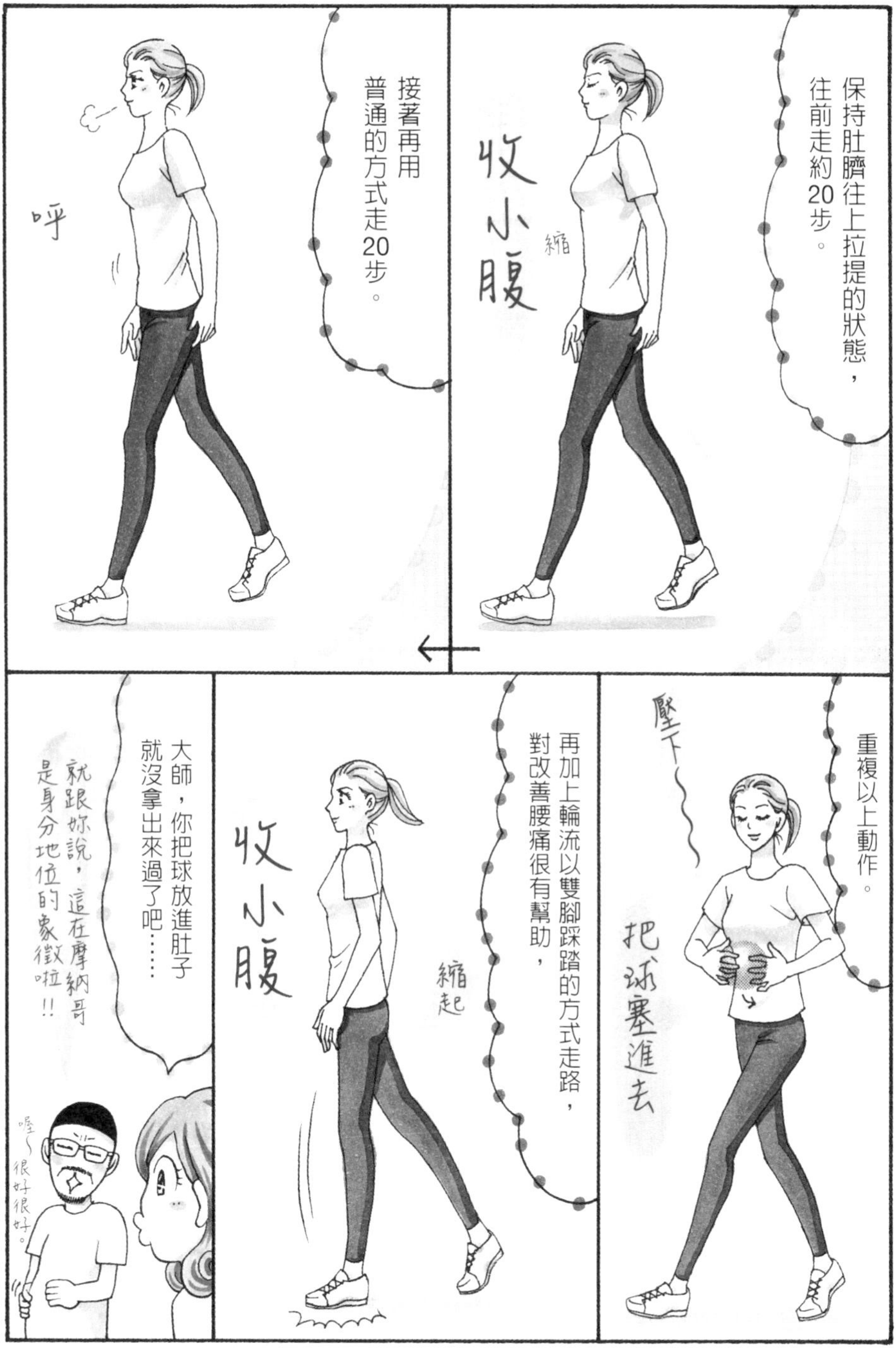
保持肚臍往上拉提的狀態，往前走約20步。
收小腹
縮
接著再用普通的方式走20步。
呼
重複以上動作。
壓下
把球塞進去
再加上輪流以雙腳踩踏的方式走路，對改善腰痛很有幫助，
收小腹
縮起
大師，你把球放進肚子就沒拿出來過了吧……
就跟妳說，這在摩納哥是身分地位的象徵啦!!
喔～很好很好。

光走路，就可以提臀的
大腿內側步行法

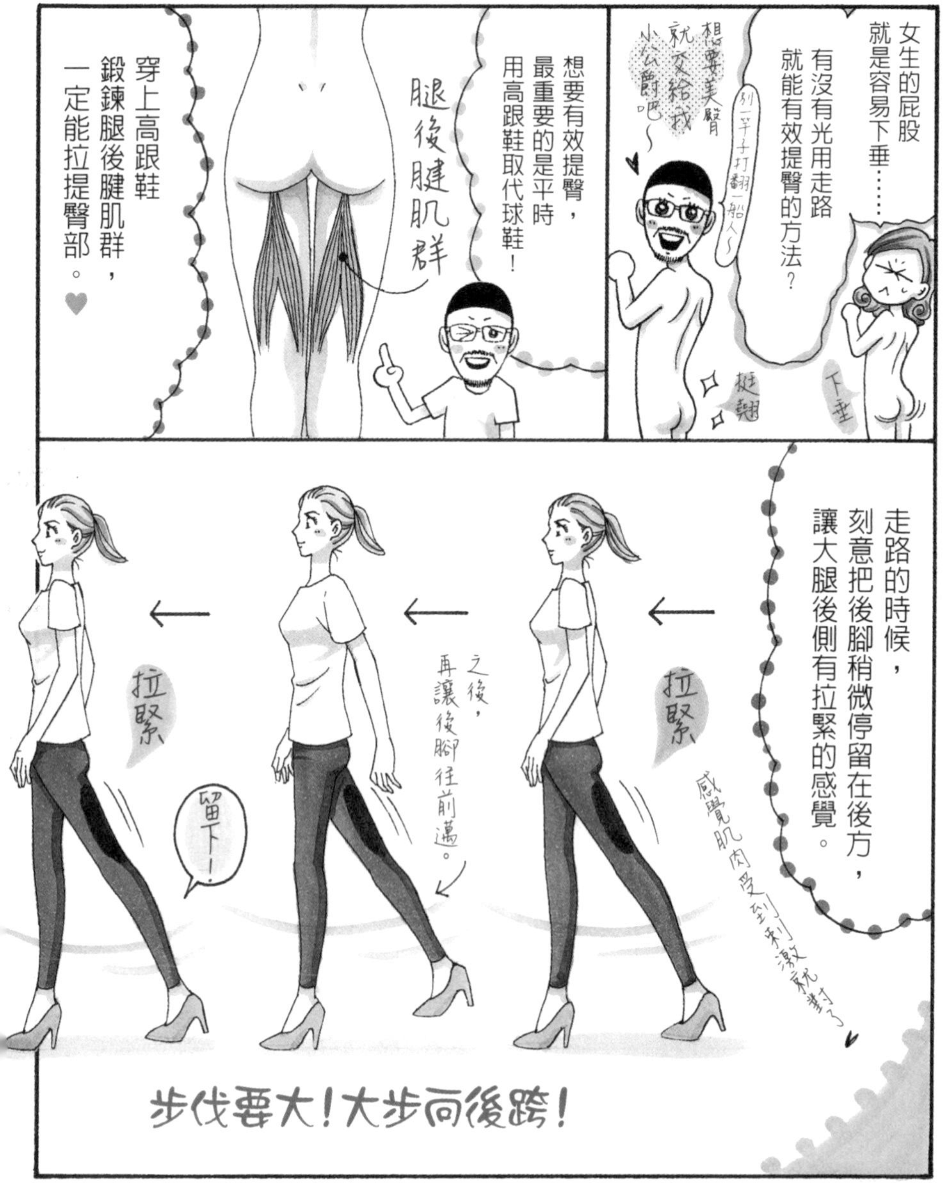

女生的屁股就是容易下垂……
有沒有光用走路就能有效提臀的方法？
想要美臂就交給我小公爵吧～
別一竿子打翻一船人～
挺翹
下垂
想要有效提臀，最重要的是平時用高跟鞋取代球鞋！
腿後腱肌群
穿上高跟鞋鍛鍊腿後腱肌群，一定能拉提臀部。
走路的時候，刻意把後腳稍微停留在後方，讓大腿後側有拉緊的感覺。
感覺肌肉受到刺激就對了～
拉緊
之後，再讓後腳往前邁。
拉緊
留下！
步伐要大！大步向後跨！

消除馬鞍肉，粗腿變細腿！

内收肌步行法

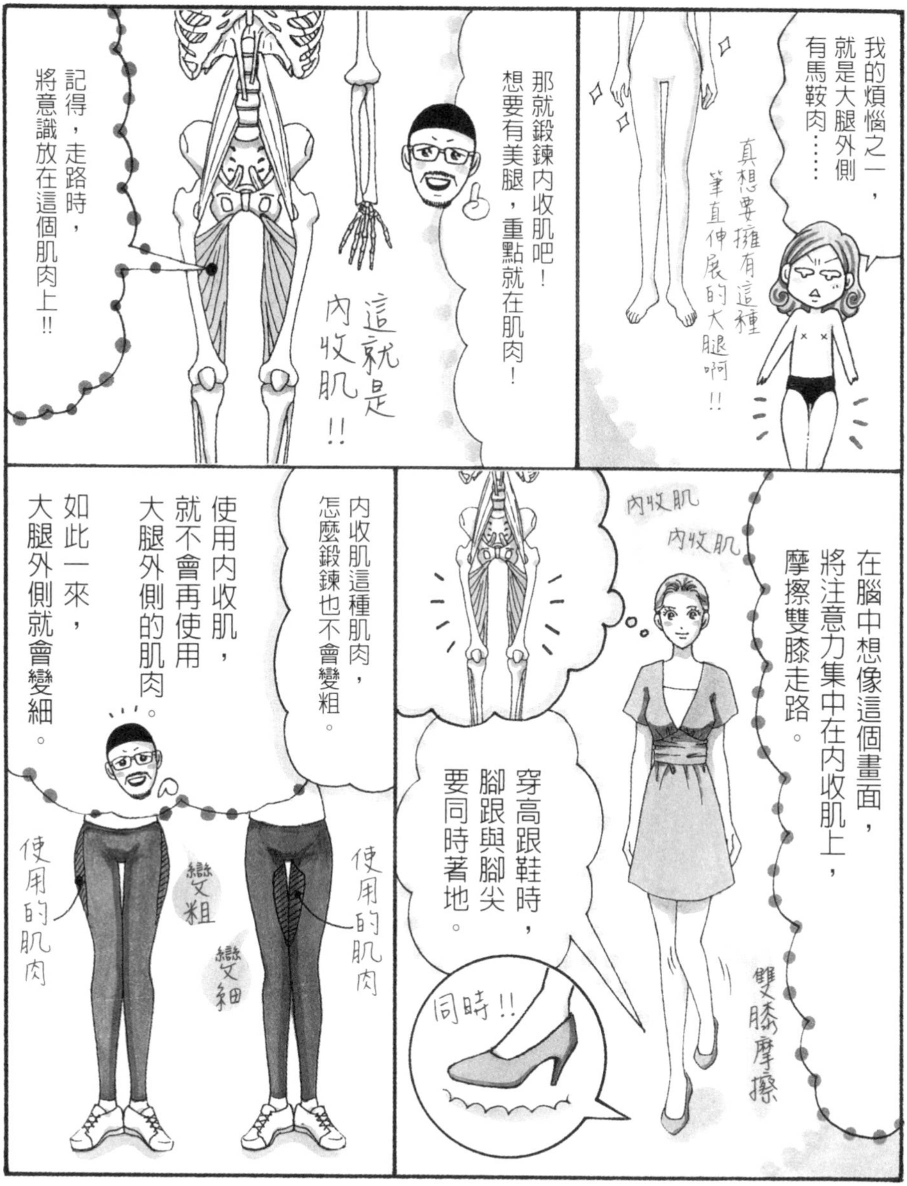
我的煩惱之一，就是大腿外側有馬鞍肉……
真想要擁有這種筆直伸展的大腿啊!!
那就鍛鍊内收肌吧！想要有美腿，重點就在肌肉！
這就是内收肌!!
記得，走路時，將意識放在這個肌肉上!!
在腦中想像這個畫面，將注意力集中在内收肌上，摩擦雙膝走路。
内收肌
内收肌
雙膝摩擦
穿高跟鞋時，腳跟與腳尖要同時著地。
同時!!
内收肌這種肌肉，怎麼鍛鍊也不會變粗。
使用内收肌，就不會再使用大腿外側的肌肉。
如此一來，大腿外側就會變細。
使用的肌肉
變粗
變細
使用的肌肉

走出細長小腿的
踮腳步行法

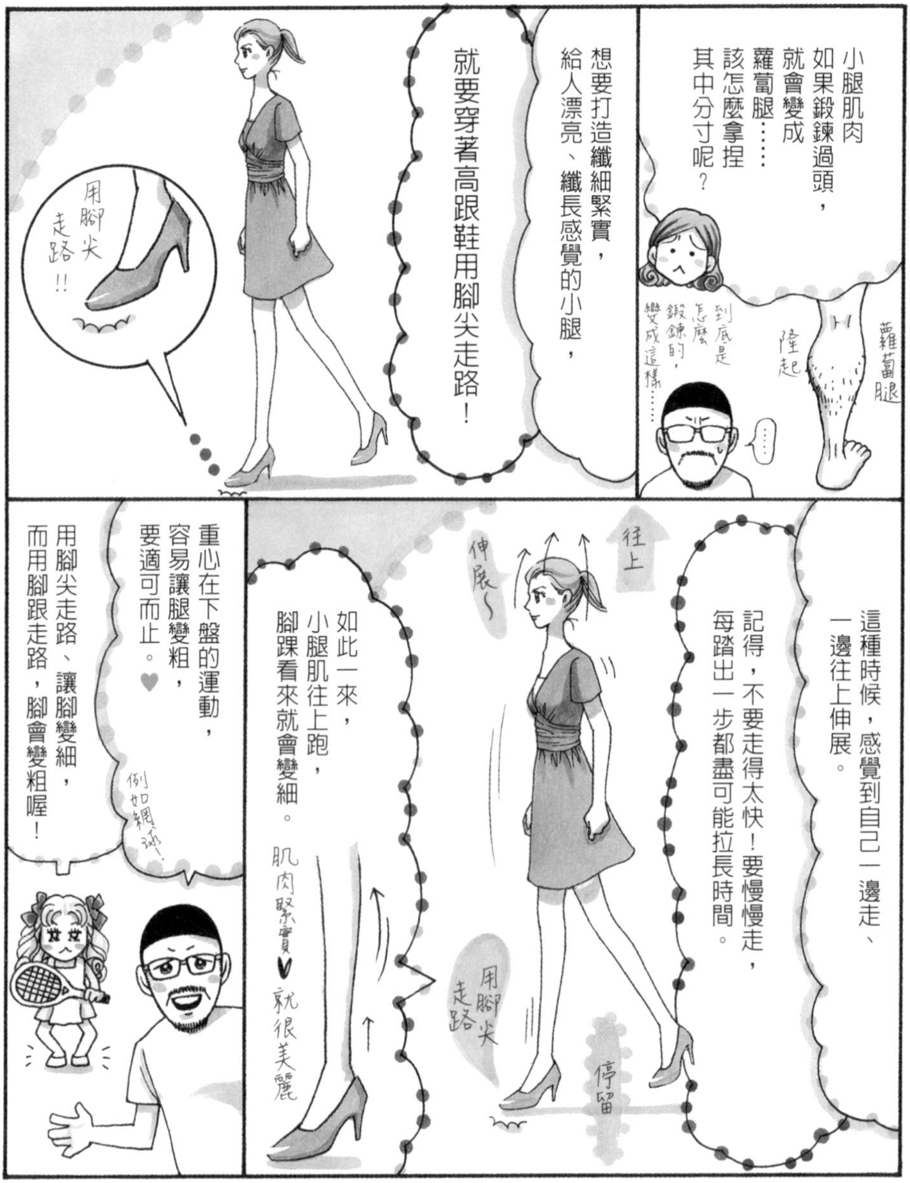
小腿肌肉
如果鍛鍊過頭，
就會變成
蘿蔔腿……
該怎麼拿捏
其中分寸呢？
蘿蔔腿
隆起
到底是怎麼鍛鍊的，變成這樣……
……
想要打造纖細緊實，
給人漂亮、纖長感覺的小腿，
就要穿著高跟鞋用腳尖走路！
用腳尖走路!!
這種時候，感覺到自己一邊走、
一邊往上伸展。
記得，不要走得太快！要慢慢走，
每踏出一步都盡可能拉長時間。
往上
伸展～
用腳尖走路
停留
如此一來，
小腿肌往上跑，
腳踝看來就會變細。
肌肉緊實♥就很美麗
重心在下盤的運動，
容易讓腿變粗，
要適可而止。♥
例如網球！
用腳尖走路、讓腳變細，
而用腳跟走路，腳會變粗喔！

消除水腫——
光靠「擺動腳掌」，就能達到！

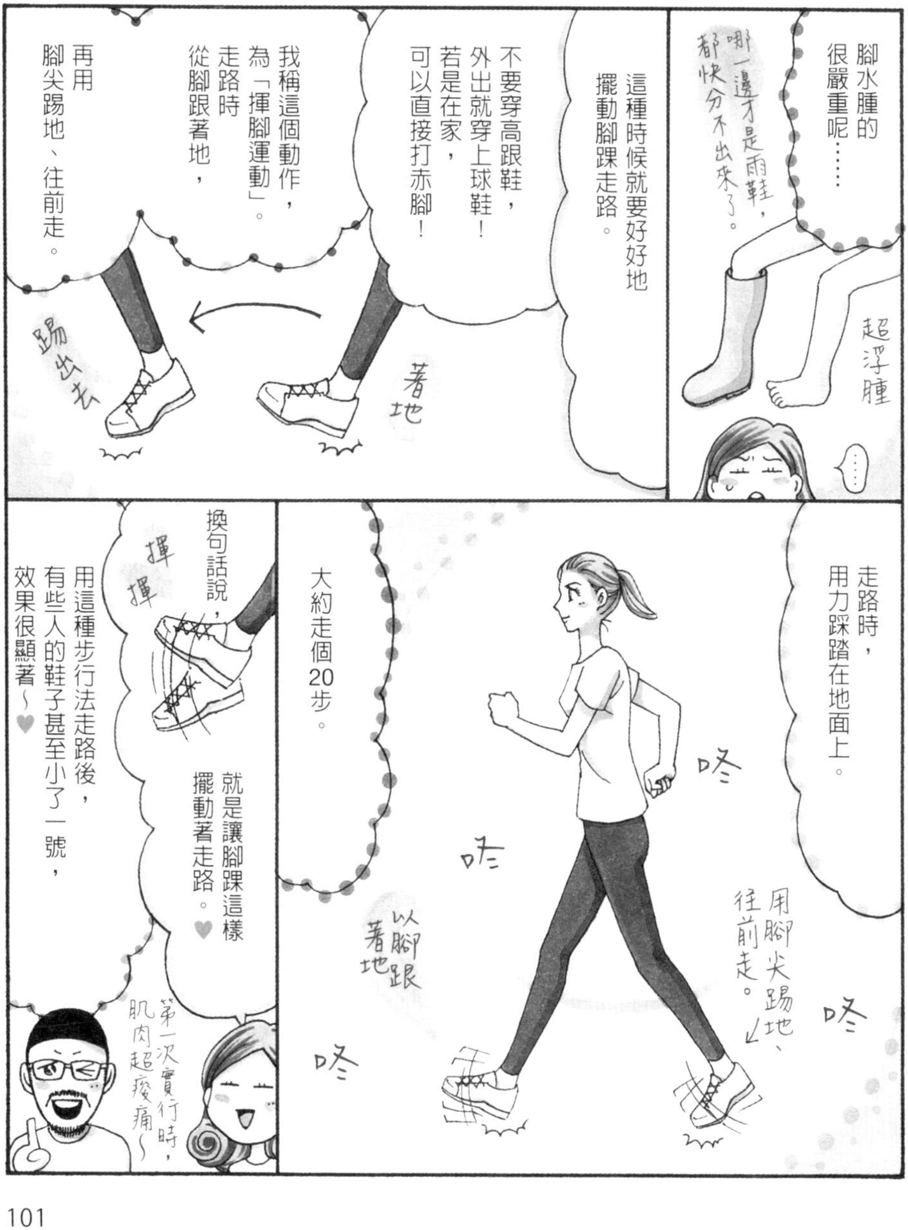
腳水腫的很嚴重呢……
哪一邊才是雨鞋，都快分不出來了。
超浮腫
……
這種時候就要好好地擺動腳踝走路。
不要穿高跟鞋，外出就穿上球鞋！若是在家，可以直接打赤腳！
我稱這個動作為「揮腳運動」。
走路時從腳跟著地，
再用腳尖踢地、往前走。
著地
踢出去
走路時，用力踩踏在地面上。
用腳尖踢地、往前走。
以腳跟著地
咚
咚
咚
咚
大約走個20步。
換句話說，
就是讓腳踝這樣擺動著走路。♥
揮揮
用這種步行法走路後，有些人的鞋子甚至小了一號，效果很顯著～♥
第一次實行時，肌肉超痠痛～

像名模走台步，
對付惱人O型腿

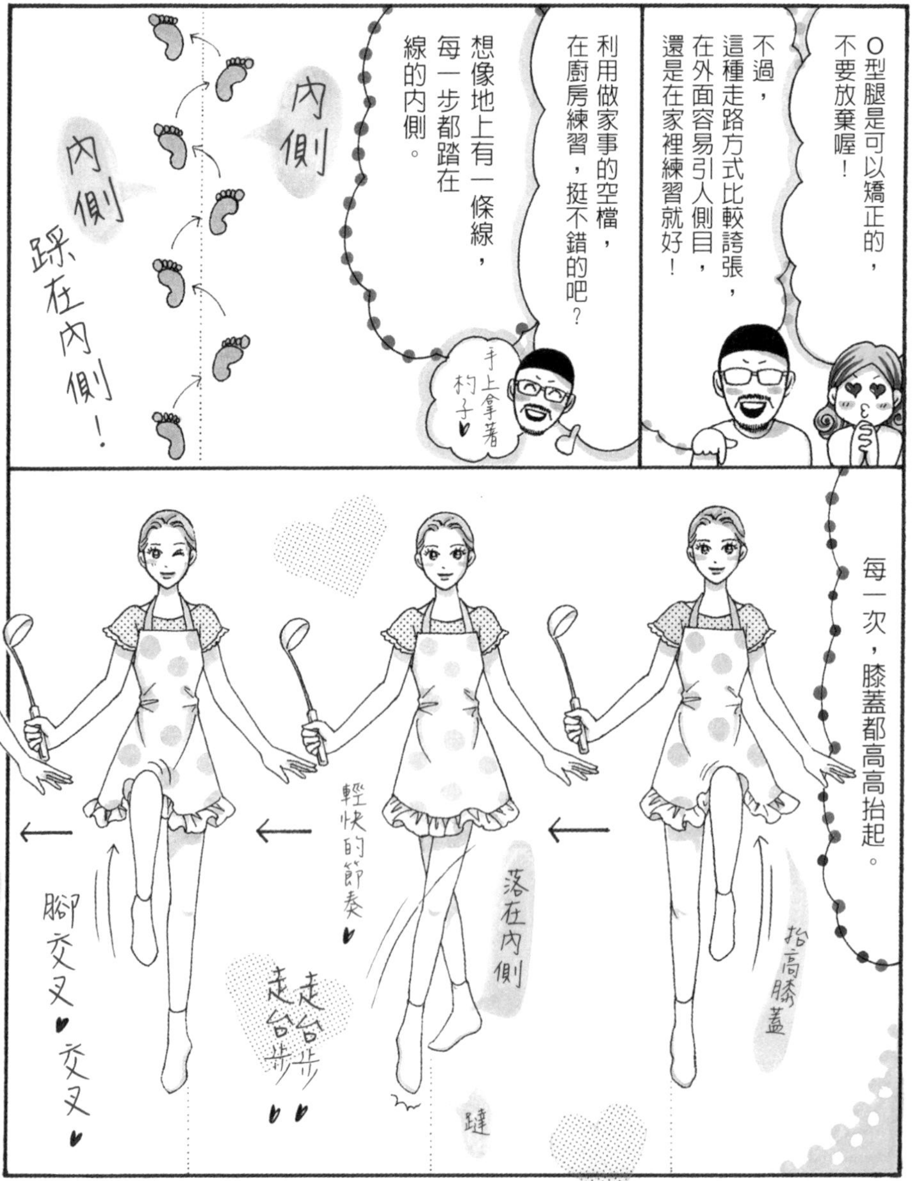
O型腿是可以矯正的，不要放棄喔！
不過，這種走路方式比較誇張，在外面容易引人側目，還是在家裡練習就好！
利用做家事的空檔，在廚房練習，挺不錯的吧？
手上拿著杓子♥
想像地上有一條線，每一步都踏在線的內側。
內側
內側
踩在內側！
每一次，膝蓋都高高抬起。
抬高膝蓋
落在內側
躂
輕快的節奏♥
走台步
走台步
♥♥
腳交叉♥交叉♥
內側

只要一招，邊走邊扭轉——
不知不覺擁有纖細手臂

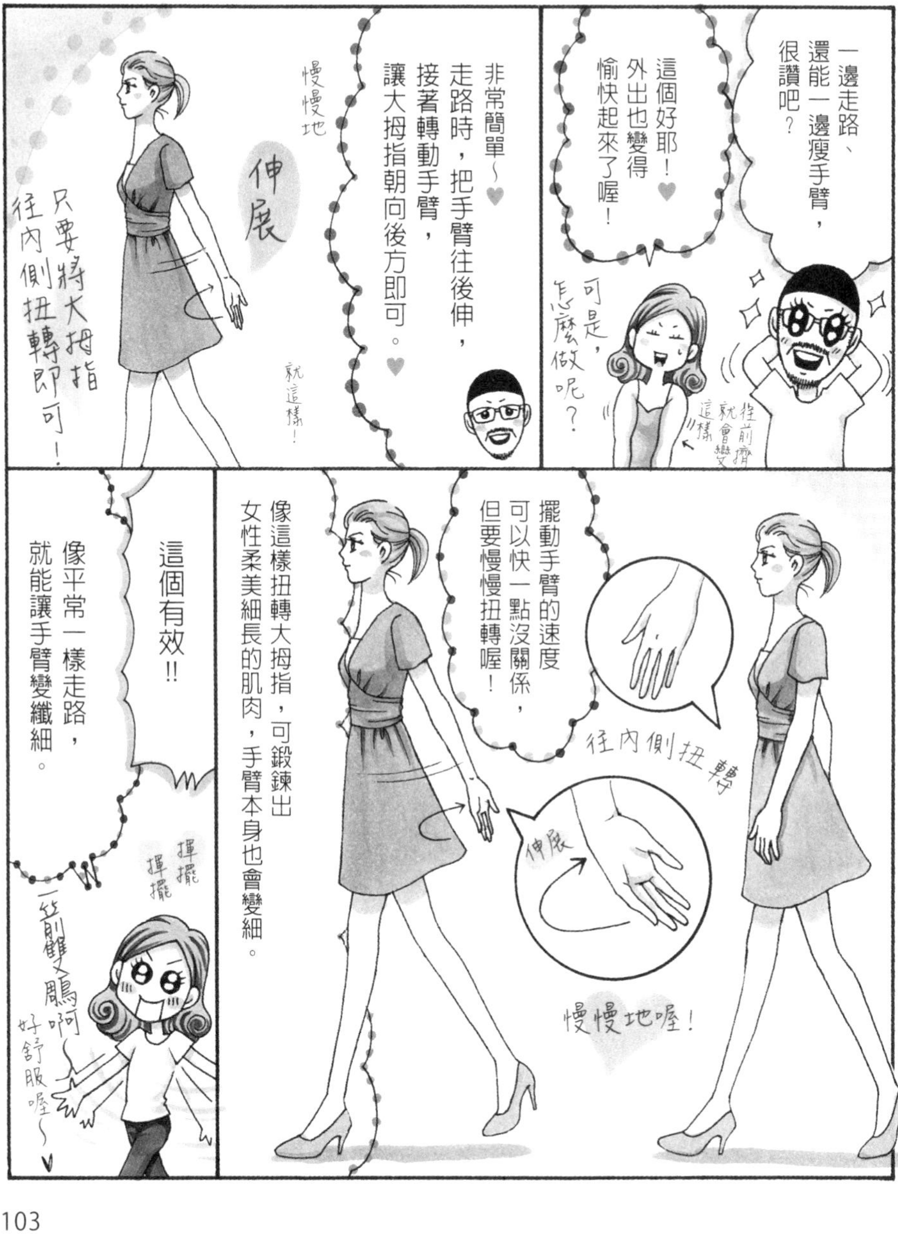

一邊走路、還能一邊瘦手臂，很讚吧？
這個好耶！外出也變得愉快起來了喔！
可是，怎麼做呢？
非常簡單～走路時，把手臂往後伸，接著轉動手臂，讓大拇指朝向後方即可。
慢慢地
伸展
只要將大拇指往內側扭轉即可！
就這樣！
擺動手臂的速度可以快一點沒關係，但要慢慢扭轉喔！
像這樣扭轉大拇指，可鍛鍊出女性柔美細長的肌肉，手臂本身也會變細。
往內側扭轉
伸展
慢慢地喔！
這個有效!!
像平常一樣走路，就能讓手臂變纖細。
揮擺揮擺
好舒服喔～

打造小臉蛋，緊緻又年輕——
食指步行法

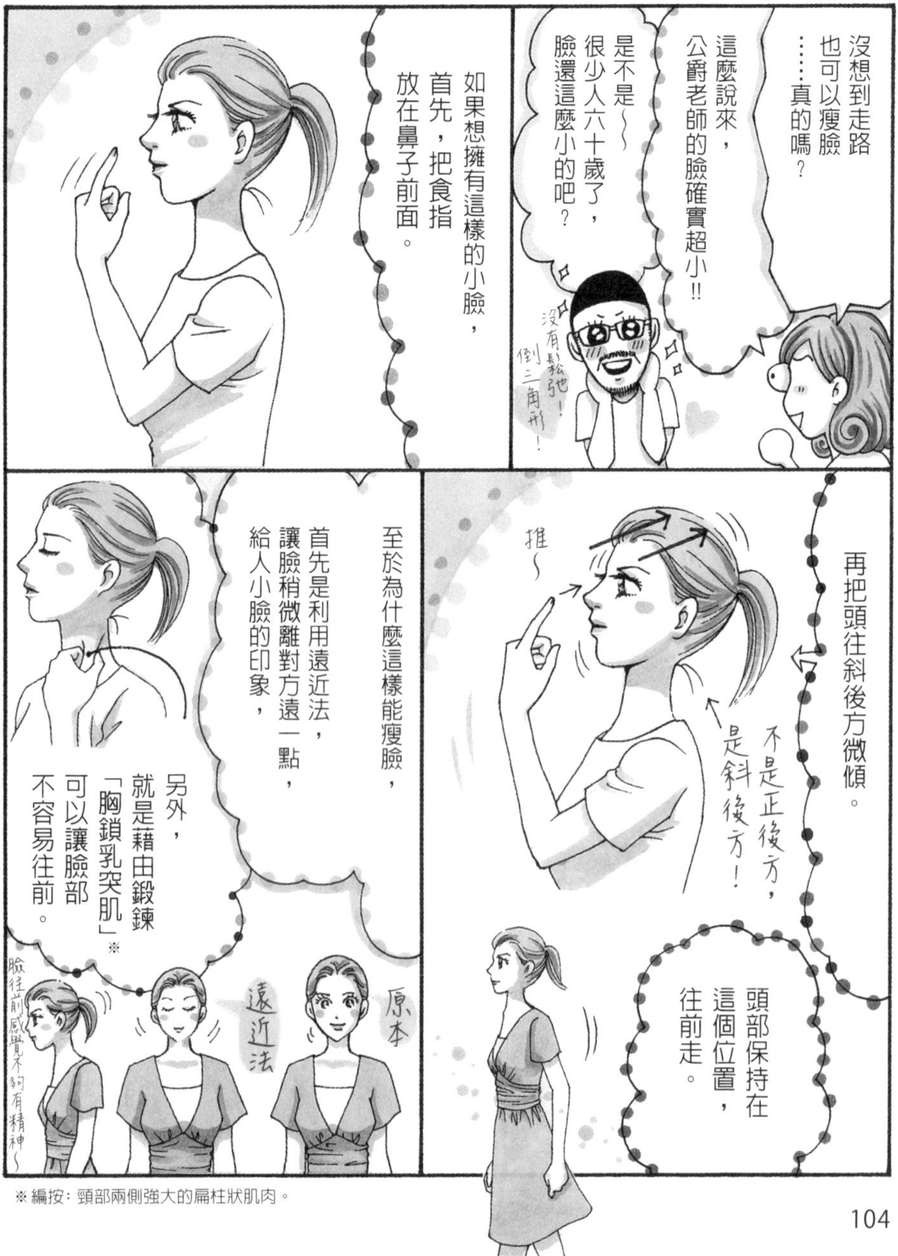

沒想到走路也可以瘦臉……真的嗎？
這麼說來，公爵老師的臉確實超小!!
是不是～很少人六十歲了，臉還這麼小的吧？
沒有鬆弛！倒三角形！
如果想擁有這樣的小臉，首先，把食指放在鼻子前面。
再把頭往斜後方微傾。
推～
不是正後方，是斜後方！
頭部保持在這個位置，往前走。
至於為什麼這樣能瘦臉，首先是利用遠近法，讓臉稍微離對方遠一點，給人小臉的印象，
另外，就是藉由鍛鍊「胸鎖乳突肌」※可以讓臉部不容易往前。
原本
遠近法
臉往前感覺不夠有精神～

※編按：頸部兩側強大的扁柱狀肌肉。

治好顳顎關節炎、揮別雙下巴——
擁有美頸線條的鬼臉操

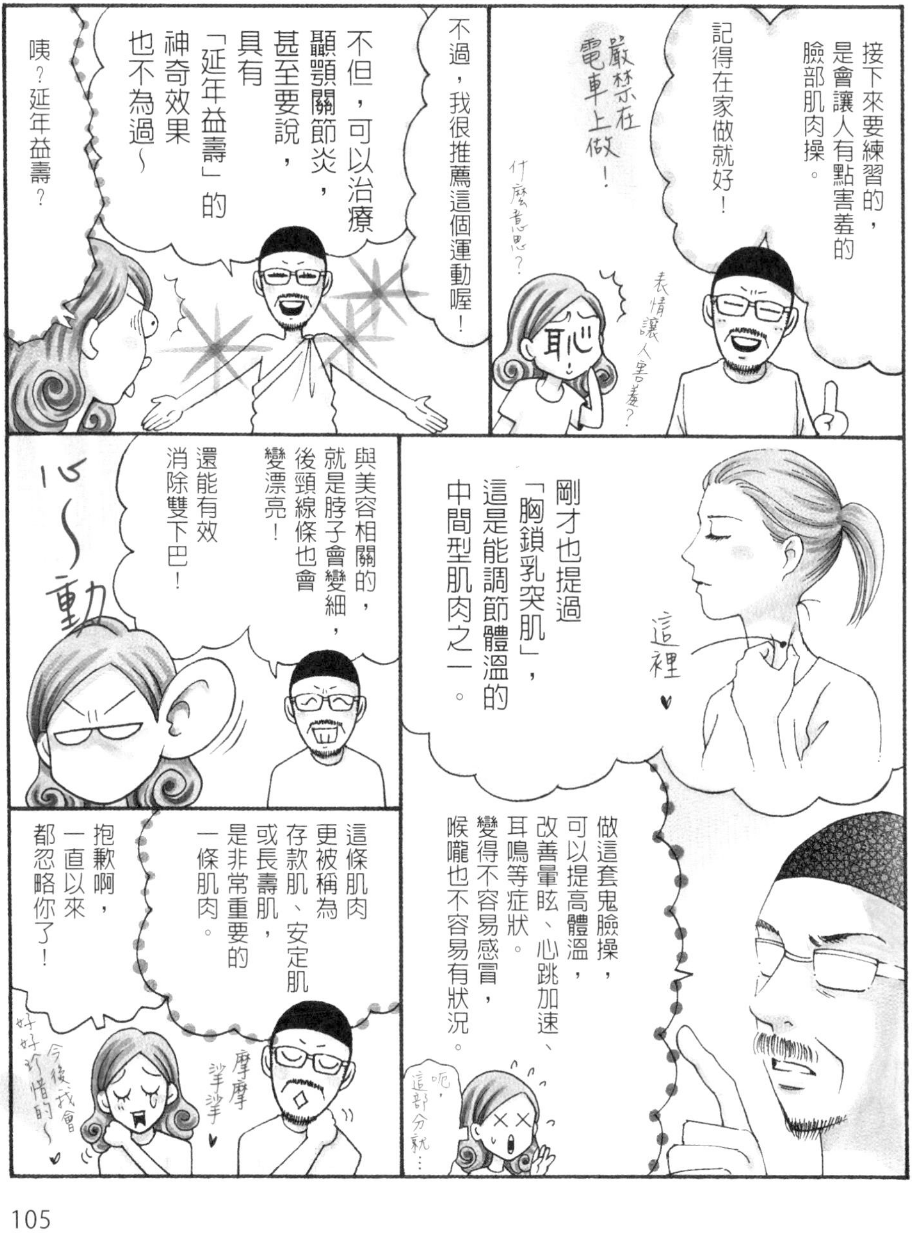
接下來要練習的，是會讓人有點害羞的臉部肌肉操。
記得在家做就好！
嚴禁在電車上做！
表情讓人害羞？
什麼意思？
恥
不過，我很推薦這個運動喔！
不但，可以治療顳顎關節炎，甚至要說，具有「延年益壽」的神奇效果也不為過～
咦？延年益壽？
剛才也提過「胸鎖乳突肌」，這是能調節體溫的中間型肌肉之一。
這裡
與美容相關的，就是脖子會變細，後頸線條也會變漂亮！
還能有效消除雙下巴！
心～動
做這套鬼臉操，可以提高體溫，改善暈眩、心跳加速、耳鳴等症狀。變得不容易感冒，喉嚨也不容易有狀況。
呃，這部分就…
這條肌肉更被稱為存款肌、安定肌或長壽肌，是非常重要的一條肌肉。
抱歉啊，一直以來都忽略你了！
摩摩挲挲
今後我會好好珍惜的～

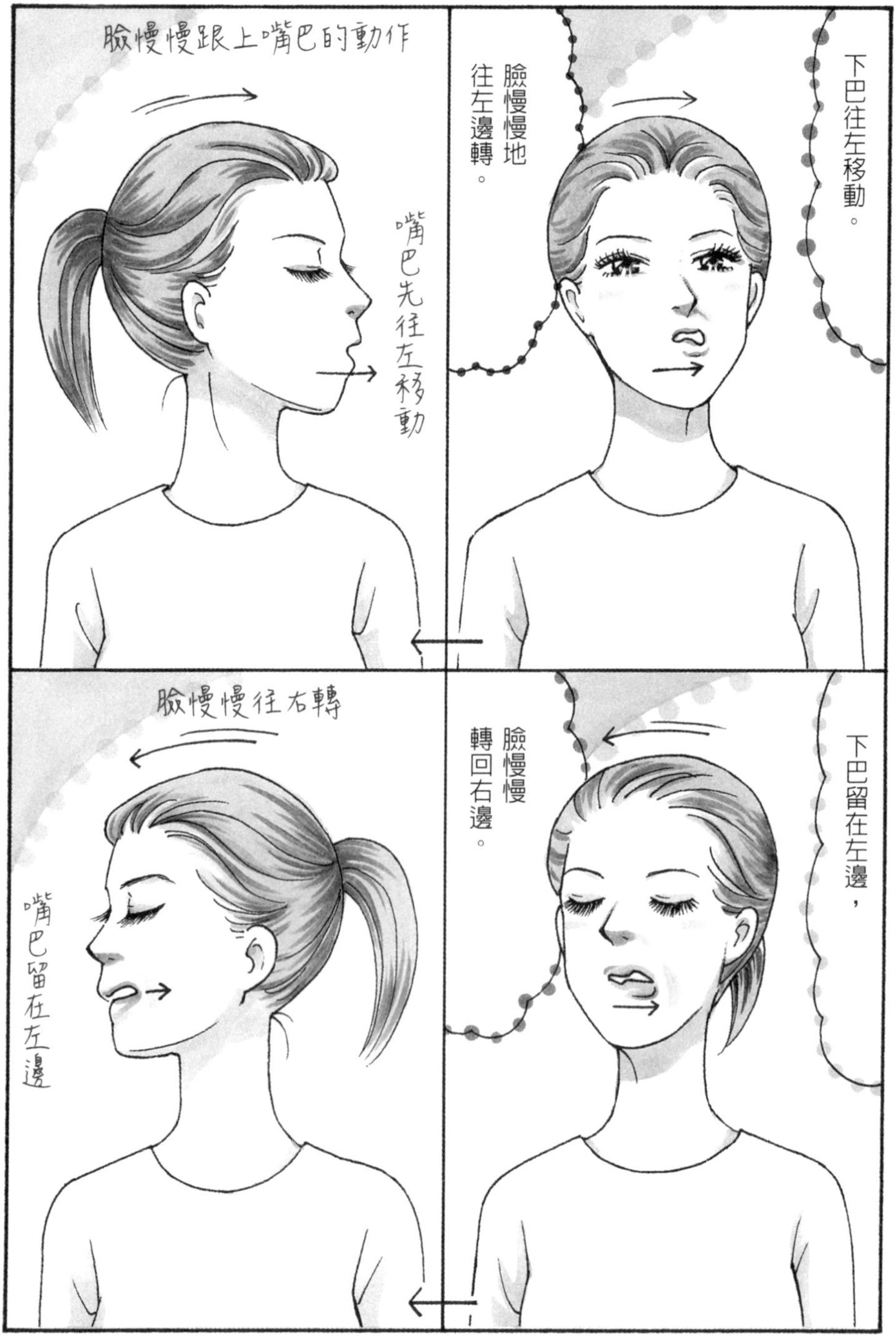
下巴往左移動。
臉慢慢地往左邊轉。
臉慢慢跟上嘴巴的動作
嘴巴先往左移動
下巴留在左邊，
臉慢慢轉回右邊。
臉慢慢往右轉
嘴巴留在左邊

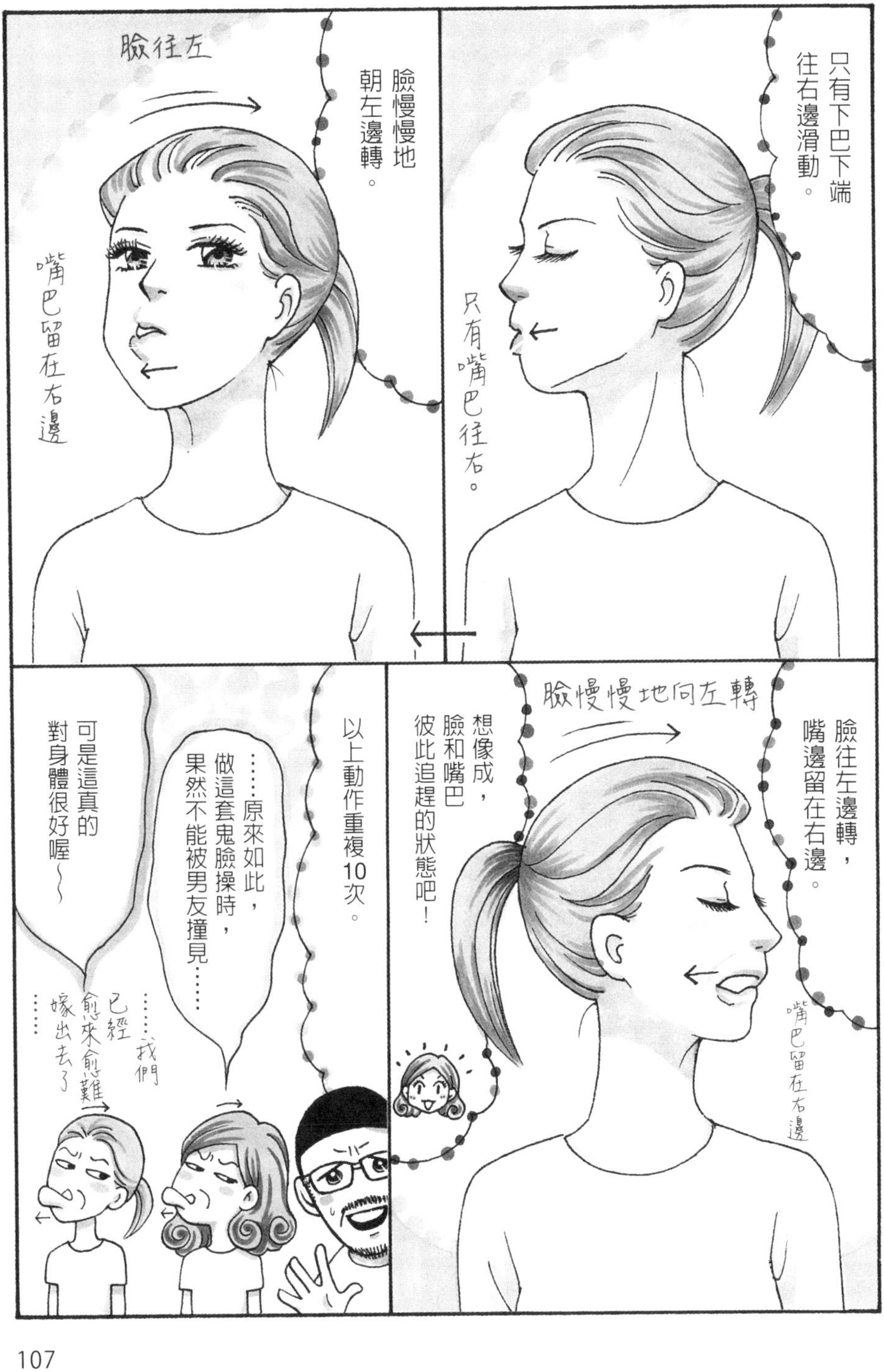
只有下巴下端往右邊滑動。
只有嘴巴往右。
臉往左
臉慢慢地朝左邊轉。
嘴巴留在右邊
臉慢慢地向左轉
臉往左邊轉，嘴邊留在右邊。
想像成，臉和嘴巴彼此追趕的狀態吧！
嘴巴留在右邊
以上動作重複10次。
……原來如此，做這套鬼臉操時，果然不能被男友撞見……
可是這真的對身體很好喔～～
……我們已經愈來愈難嫁出去了……

改善肩膀痠痛與身體歪斜的
轉動肩膀操

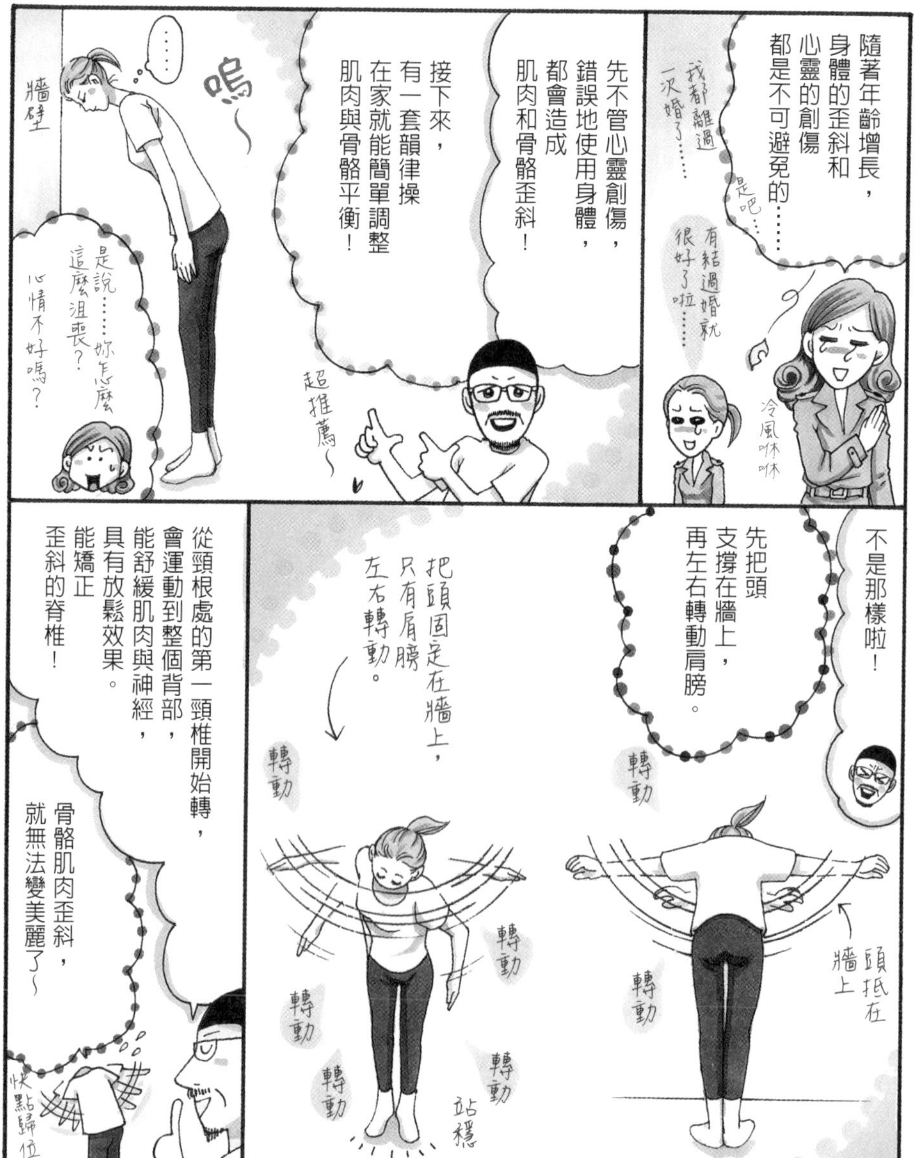
隨著年齡增長，身體的歪斜和心靈的創傷都是不可避免的……
是吧……
我都離過一次婚了……
有結過婚就很好了啦……
冷風咻咻
先不管心靈創傷，錯誤地使用身體，都會造成肌肉和骨骼歪斜！
接下來，有一套韻律操在家就能簡單調整肌肉與骨骼平衡！
超推薦～
……
嗚～
牆壁
是說……妳怎麼這麼沮喪？心情不好嗎？
不是那樣啦！
先把頭支撐在牆上，再左右轉動肩膀。
轉動
頭抵在牆上
轉動
把頭固定在牆上，只有肩膀左右轉動。
轉動
轉動
轉動
轉動
轉動
站穩
從頭根處的第一頸椎開始轉，會運動到整個背部，能舒緩肌肉與神經，具有放鬆效果。能矯正歪斜的脊椎！
骨骼肌肉歪斜，就無法變美麗了～
快點歸位～

第七章

每天零碎時間就能實踐，持續力超強的神奇瘦身法！

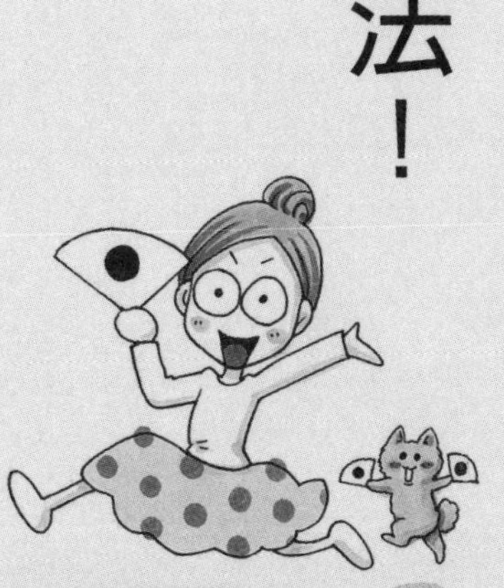

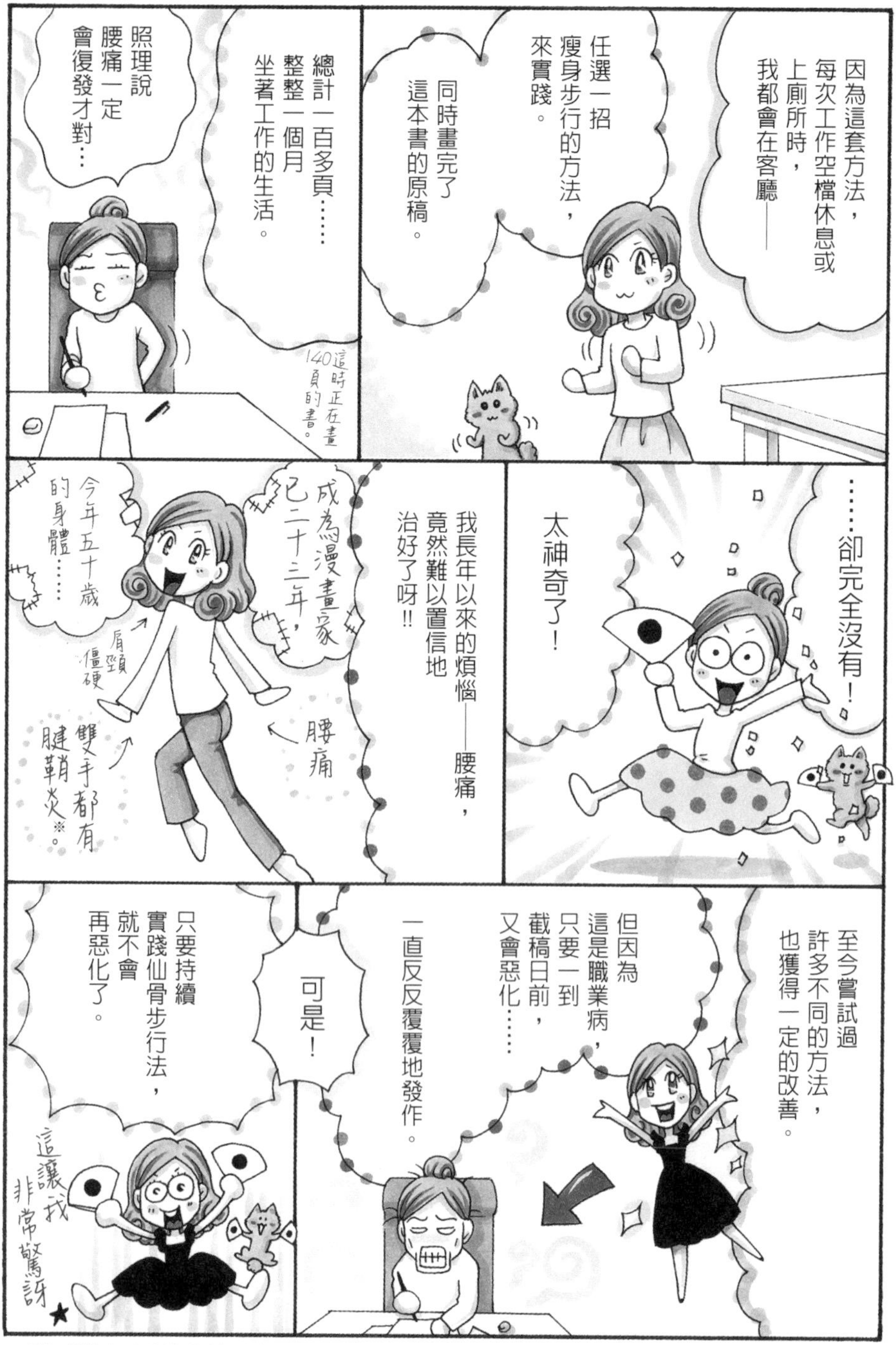
因為這套方法，每次工作空檔休息或上廁所時，我都會在客廳——
任選一招瘦身步行的方法，來實踐。
同時畫完了這本書的原稿。
總計一百多頁……整整一個月坐著工作的生活。
照理說腰痛一定會復發才對……
這時正在畫140頁的書。
……卻完全沒有！
太神奇了！
我長年以來的煩惱——腰痛，竟然難以置信地治好了呀!!
成為漫畫家已二十三年，
今年五十歲的身體……
肩頸僵硬
腰痛
雙手都有腱鞘炎※。
至今嘗試過許多不同的方法，也獲得一定的改善。
但因為這是職業病，只要一到截稿日前，又會惡化……
一直反反覆覆地發作。
可是！
只要持續實踐仙骨步行法，就不會再惡化了。
這讓我非常驚訝★

※編按：腱鞘炎，因拇指或腕部活動頻繁而造成的炎症。

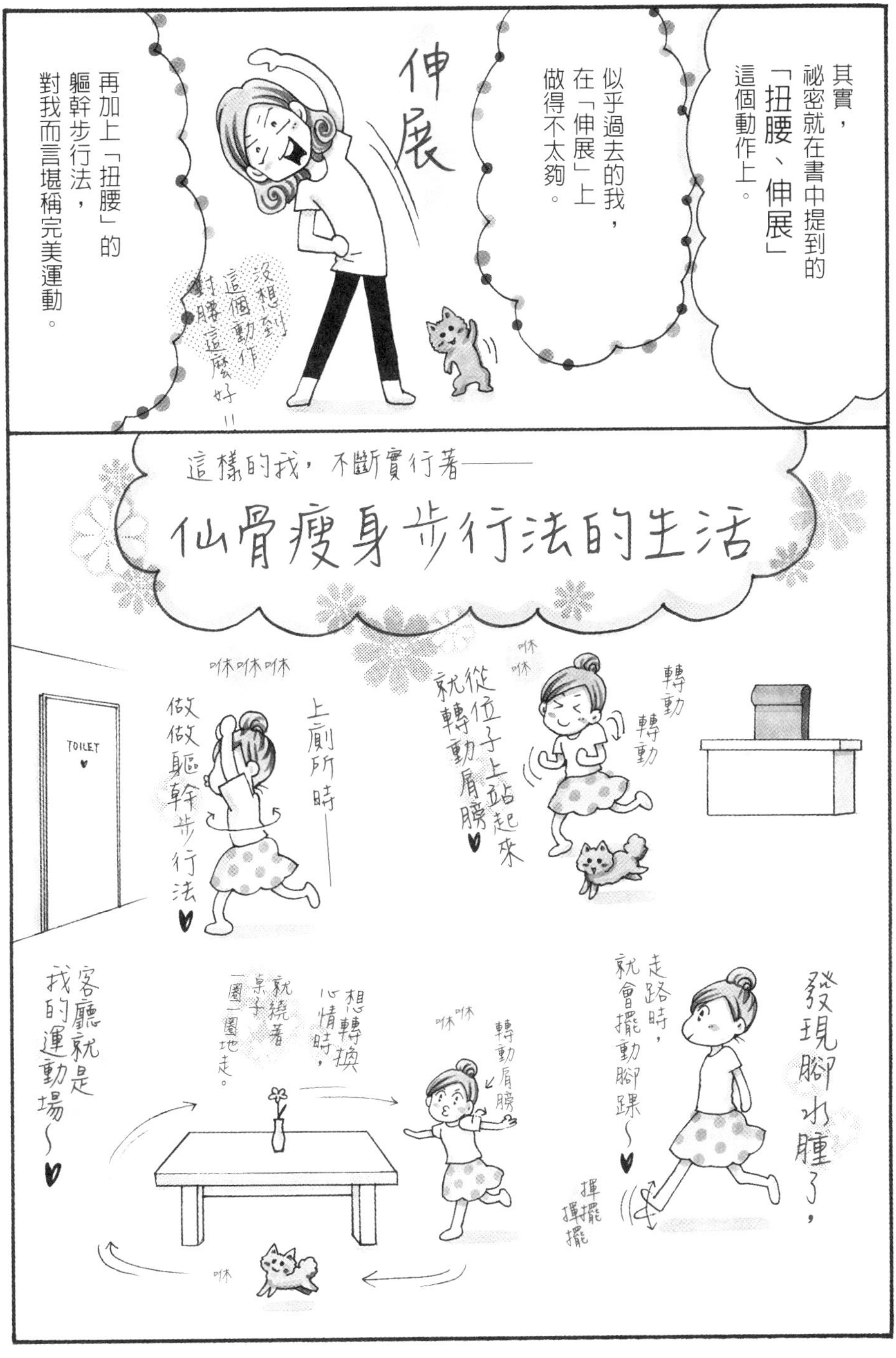
其實，祕密就在書中提到的「扭腰、伸展」這個動作上。
似乎過去的我，在「伸展」上做得不太夠。
伸展
沒想到這個動作對腰這麼好!!
再加上「扭腰」的驅幹步行法，對我而言堪稱完美運動。
這樣的我，不斷實行著——
仙骨瘦身步行法的生活
轉動轉動
從位子上站起來就轉動肩膀♥
咻咻
上廁所時
做做驅幹步行法♥
咻咻咻
TOILET
發現腳水腫了，
走路時，就會擺動腳踝～♥
揮擺揮擺擺
轉動肩膀
咻咻
想轉換心情時，就繞著桌子一圈一圈地走。
咻
客廳就是我的運動場～♥

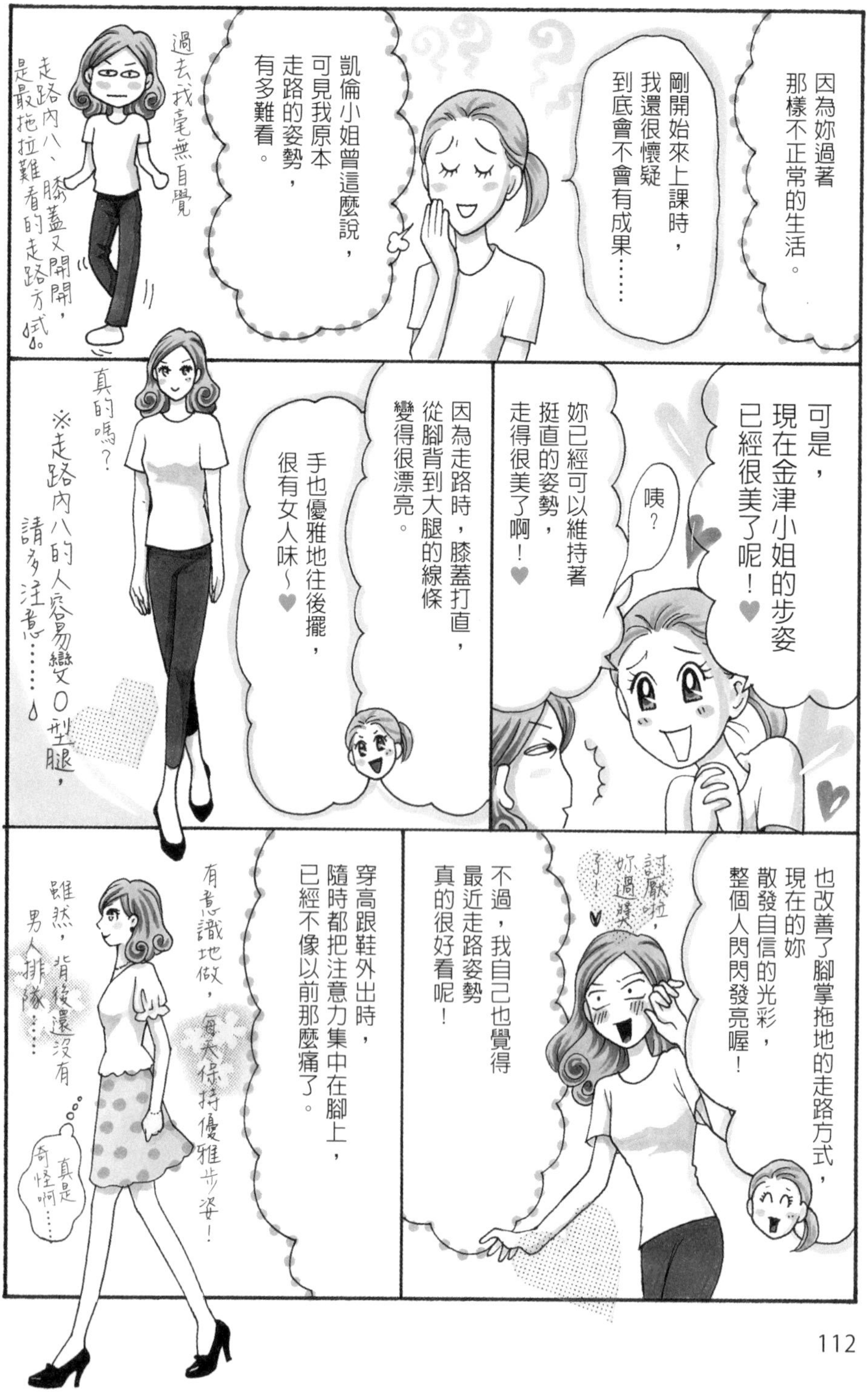
因為妳過著那樣不正常的生活。
剛開始來上課時，我還很懷疑到底會不會有成果……
凱倫小姐曾這麼說，可見我原本走路的姿勢，有多難看。
過去我毫無自覺
走路內八、膝蓋叉開開，是最拖拉難看的走路方式。
可是，現在金津小姐的步姿已經很美了呢！
咦？
妳已經可以維持著挺直的姿勢，走得很美了啊！
因為走路時，膝蓋打直，從腳背到大腿的線條變得很漂亮。
手也優雅地往後擺，很有女人味～
真的嗎？
※走路內八的人容易變O型腿，請多注意……
也改善了腳掌拖地的走路方式，現在的妳散發自信的光彩，整個人閃閃發亮喔！
討厭啦，妳過獎了！
不過，我自己也覺得最近走路姿勢真的很好看呢！
穿高跟鞋外出時，隨時都把注意力集中在腳上，已經不像以前那麼痛了。
有意識地做，每天保持優雅步姿！
雖然，背後還沒有男人排隊……
真是奇怪啊……

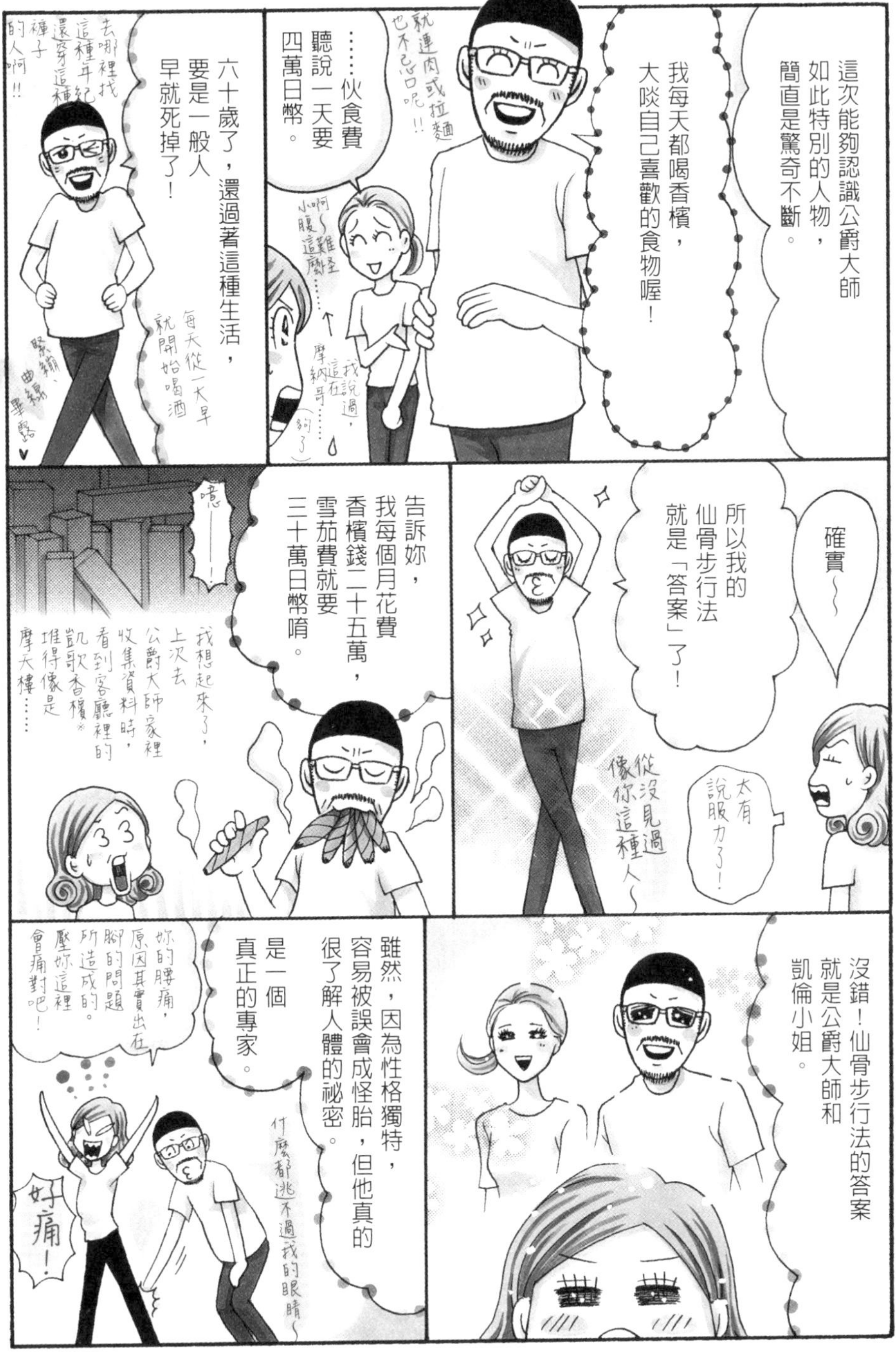
這次能夠認識公爵大師如此特別的人物，簡直是驚奇不斷。
我每天都喝香檳，大啖自己喜歡的食物喔！
就連肉或拉麵也不忌口呢!!
……伙食費聽說一天要四萬日幣。
啊～難怪小腹這麼……
我說過，這在摩納哥……
（夠了）
六十歲了，還過著這種生活，要是一般人早就死掉了！
去哪裡找這種年紀還穿這種褲子的人啊!!
每天從一大早就開始喝酒
緊繃曲線畢露♥
確實～
所以我的仙骨步行法就是「答案」了！
太有說服力了！
從沒見過像你這種人～
告訴妳，我每個月花費香檳錢二十五萬，雪茄費就要三十萬日幣唷。
噫——！
我想起來了，上次去公爵大師家裡收集資料時，看到客廳裡的凱歌香檳※堆得像是摩天樓……
沒錯！仙骨步行法的答案就是公爵大師和凱倫小姐。
雖然，因為性格獨特，容易被誤會成怪胎，但他真的很了解人體的祕密。是一個真正的專家。
什麼都逃不過我的眼睛～
妳的腰痛，原因其實出在腳的問題所造成的。壓妳這裡會痛對吧！
好痛！

※編按：知名法國香檳品牌。

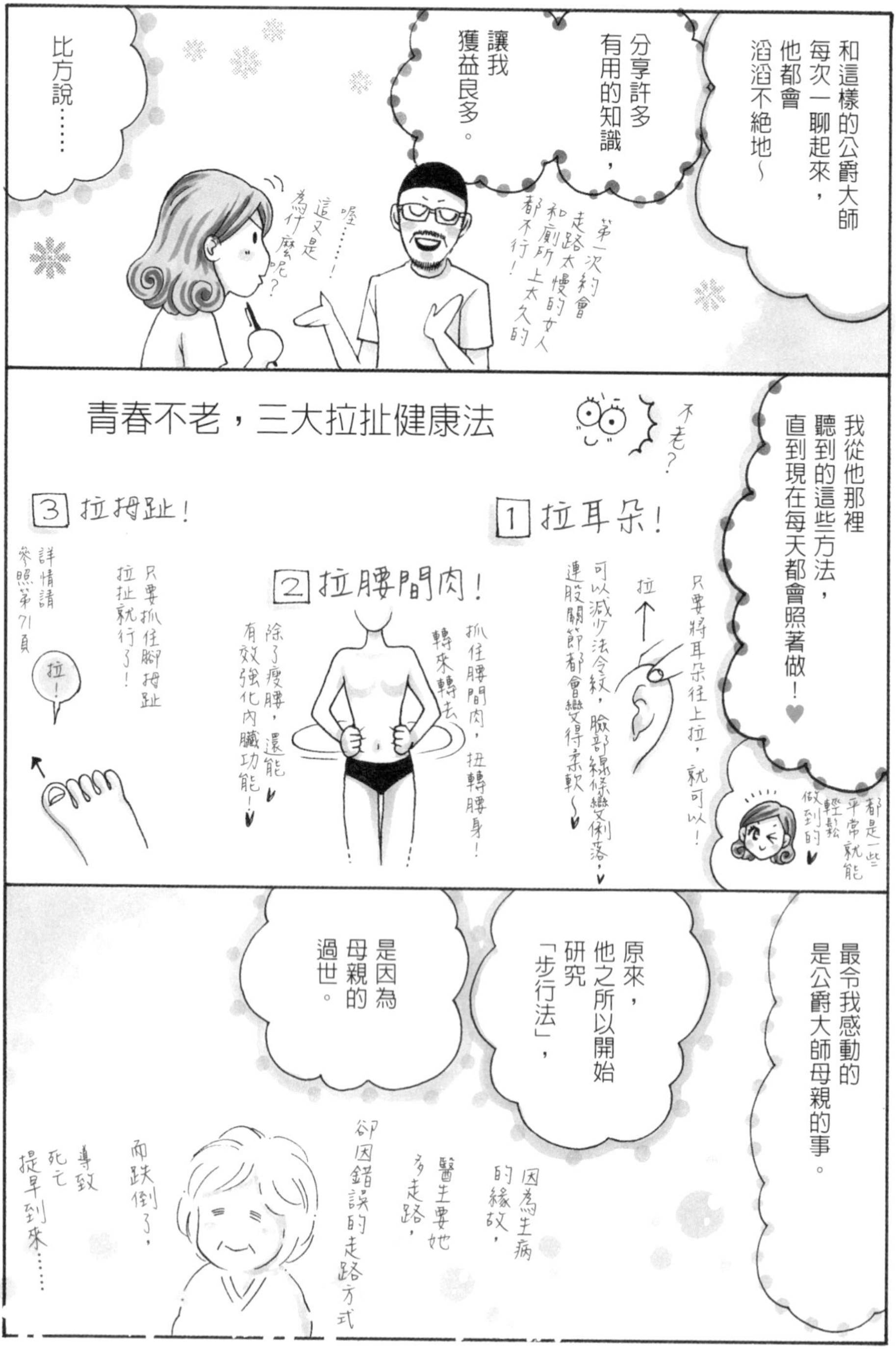

和這樣的公爵大師
每次一聊起來，
他都會
滔滔不絕地～
分享許多
有用的知識，
讓我
獲益良多。
第一次約會
走路太慢的女人
和廁所上太久的
都不行！
喔……！
這又是
為什麼呢？
比方說……
我從他那裡
聽到的這些方法，
直到現在每天都會照著做！♥
都是一些
平常就能
輕鬆
做到的♥
青春不老，三大拉扯健康法
不老？
1 拉耳朵！
只要將耳朵往上拉，就可以！
拉
可以減少法令紋，臉部線條變俐落，連股關節都會變得柔軟～♥
2 拉腰間肉！
抓住腰間肉，扭轉腰身！
轉來轉去
除了瘦腰，還能有效強化內臟功能！♥
3 拉拇趾！
只要抓住腳拇趾拉拉就行了！
詳情請參照第71頁
拉！
最令我感動的
是公爵大師母親的事。
原來，
他之所以開始
研究
「步行法」，
是因為
母親的
過世。
因為生病
的緣故，
醫生要她
多走路，
卻因錯誤的走路方式
而跌倒了，
導致
死亡
提早到來……

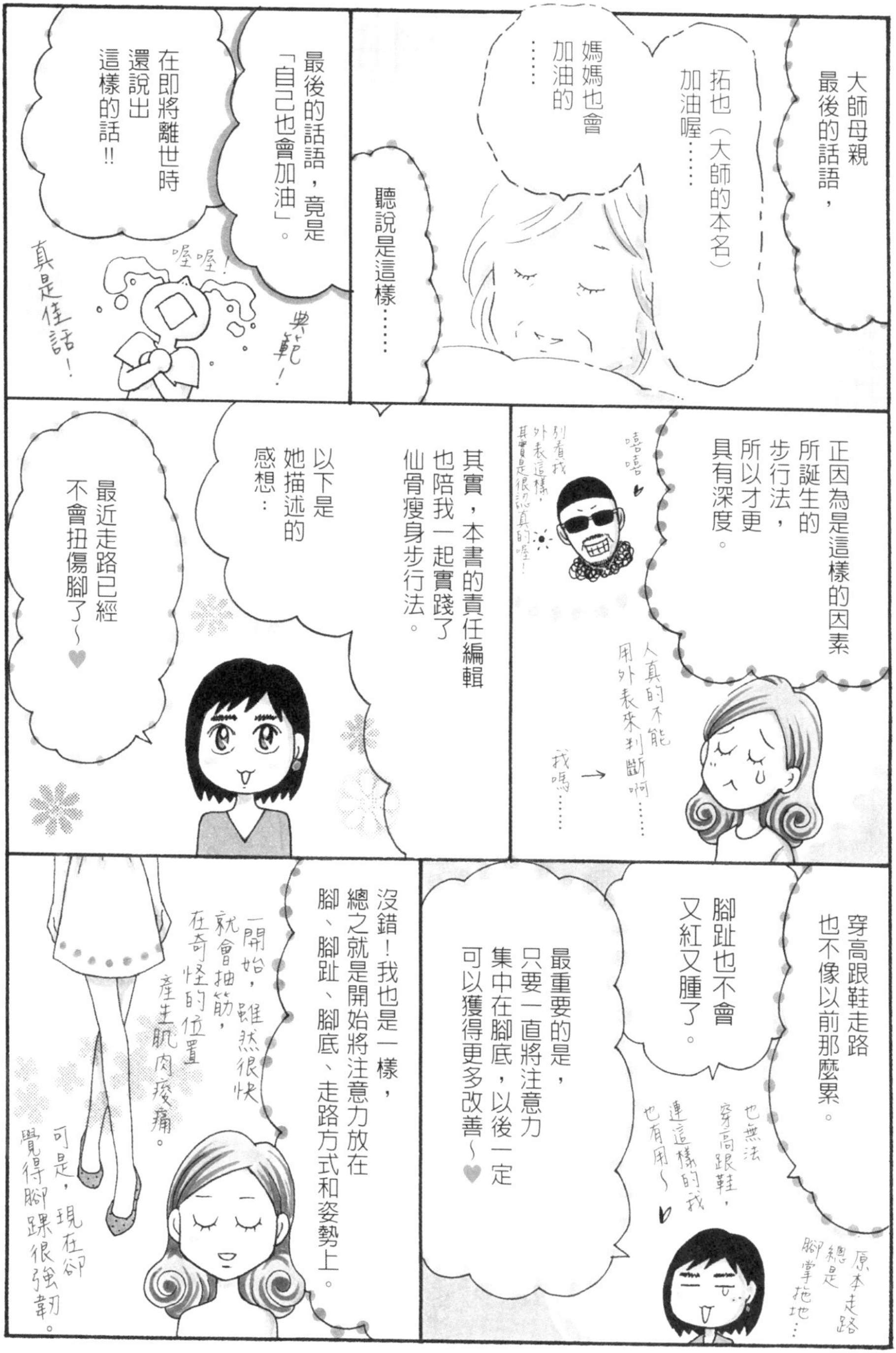
大師母親最後的話語，
拓也（大師的本名）加油喔……
媽媽也會加油的……
聽說是這樣……
最後的話語，竟是「自己也會加油」。
在即將離世時還說出這樣的話!!
喔喔！
典範！
真是佳話！
正因為是這樣的因素所誕生的步行法，所以才更具有深度。
嘻嘻♥
別看我外表這樣，其實是很認真的喔！
人真的不能用外表來判斷啊……
我嗎……
其實，本書的責任編輯也陪我一起實踐了仙骨瘦身步行法。
以下是她描述的感想：
最近走路已經不會扭傷腳了～♥
穿高跟鞋走路也不像以前那麼累。
腳趾也不會又紅又腫了。
原本走路總是腳掌拖地……
也無法穿高跟鞋，
連這樣的我也有用～♥
最重要的是，只要一直將注意力集中在腳底，以後一定可以獲得更多改善～♥
沒錯！我也是一樣，總之就是開始將注意力放在腳、腳趾、腳底、走路方式和姿勢上。
一開始，雖然很快就會抽筋，在奇怪的位置產生肌肉痠痛。
可是，現在卻覺得腳踝很強韌。

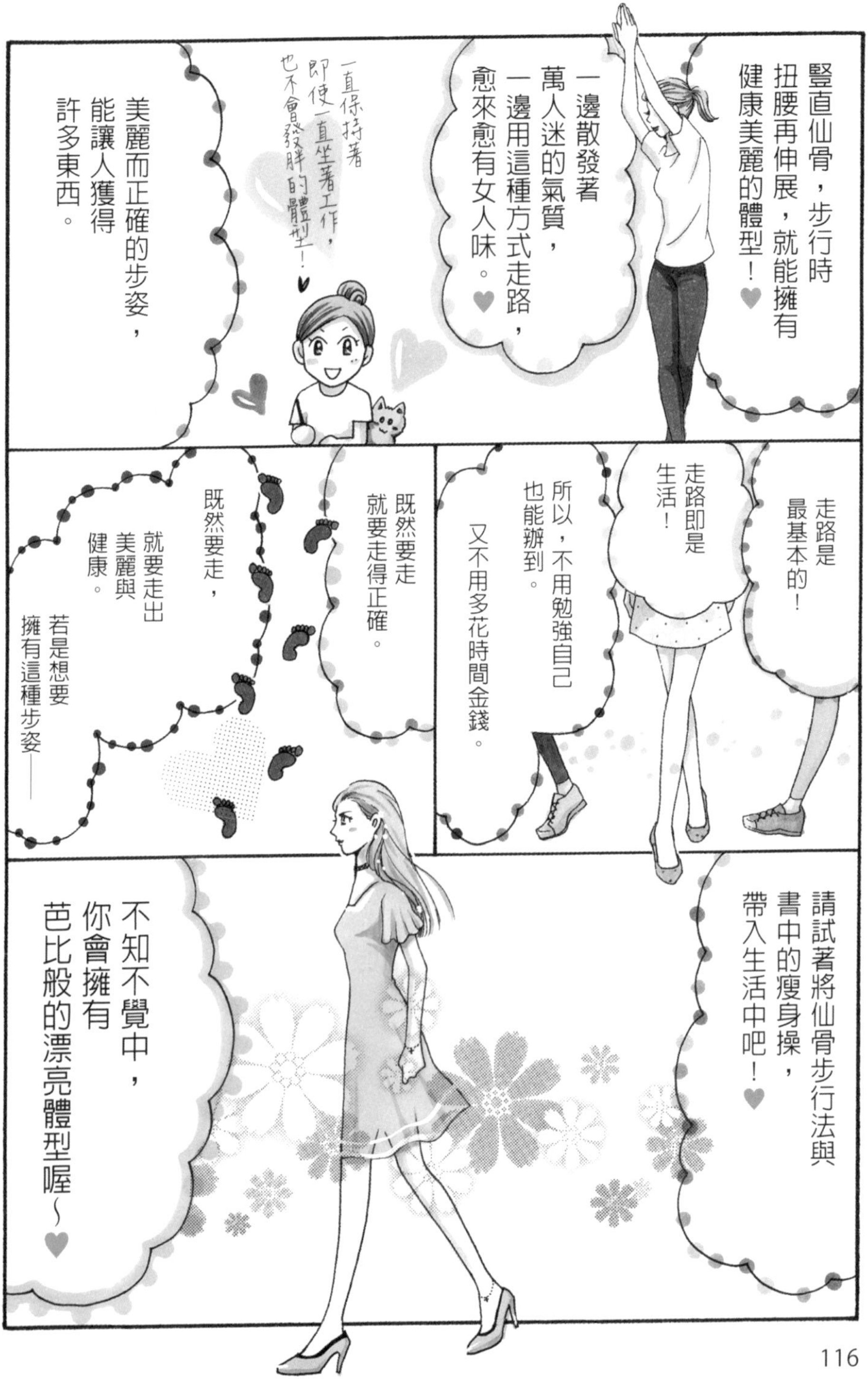
豎直仙骨，步行時扭腰再伸展，就能擁有健康美麗的體型！♥
一邊散發著萬人迷的氣質，一邊用這種方式走路，愈來愈有女人味。♥
一直保持著即使一直坐著工作，也不會發胖的體型！♥
美麗而正確的步姿，能讓人獲得許多東西。
走路是最基本的！
走路即是生活！
所以，不用勉強自己也能辦到。
又不用多花時間金錢。
既然要走就要走得正確。
既然要走，就要走出美麗與健康。
若是想要擁有這種步姿——
請試著將仙骨步行法與書中的瘦身操，帶入生活中吧！♥
不知不覺中，你會擁有芭比般的漂亮體型喔～♥

金津久美的
美麗小習慣

我會在家中穿上10公分的高跟鞋，
沿著木頭地板的紋路，
練習優雅步姿或是走台步。

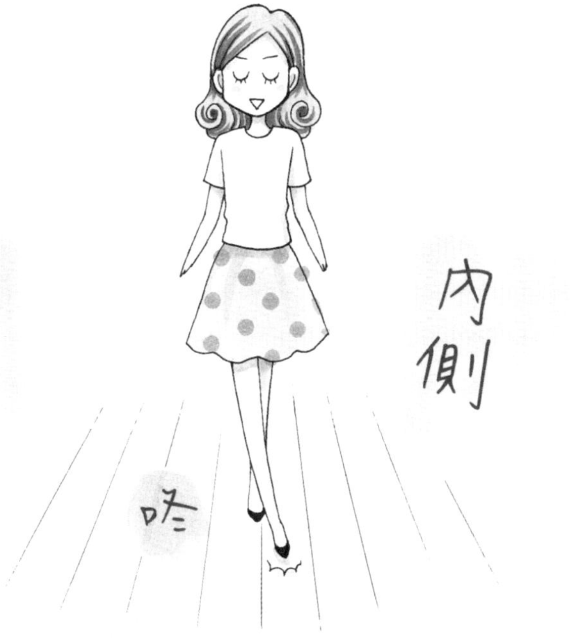

即使在家，只要換上高跟鞋就能提高女人味。
高跟鞋真是不可思議啊……

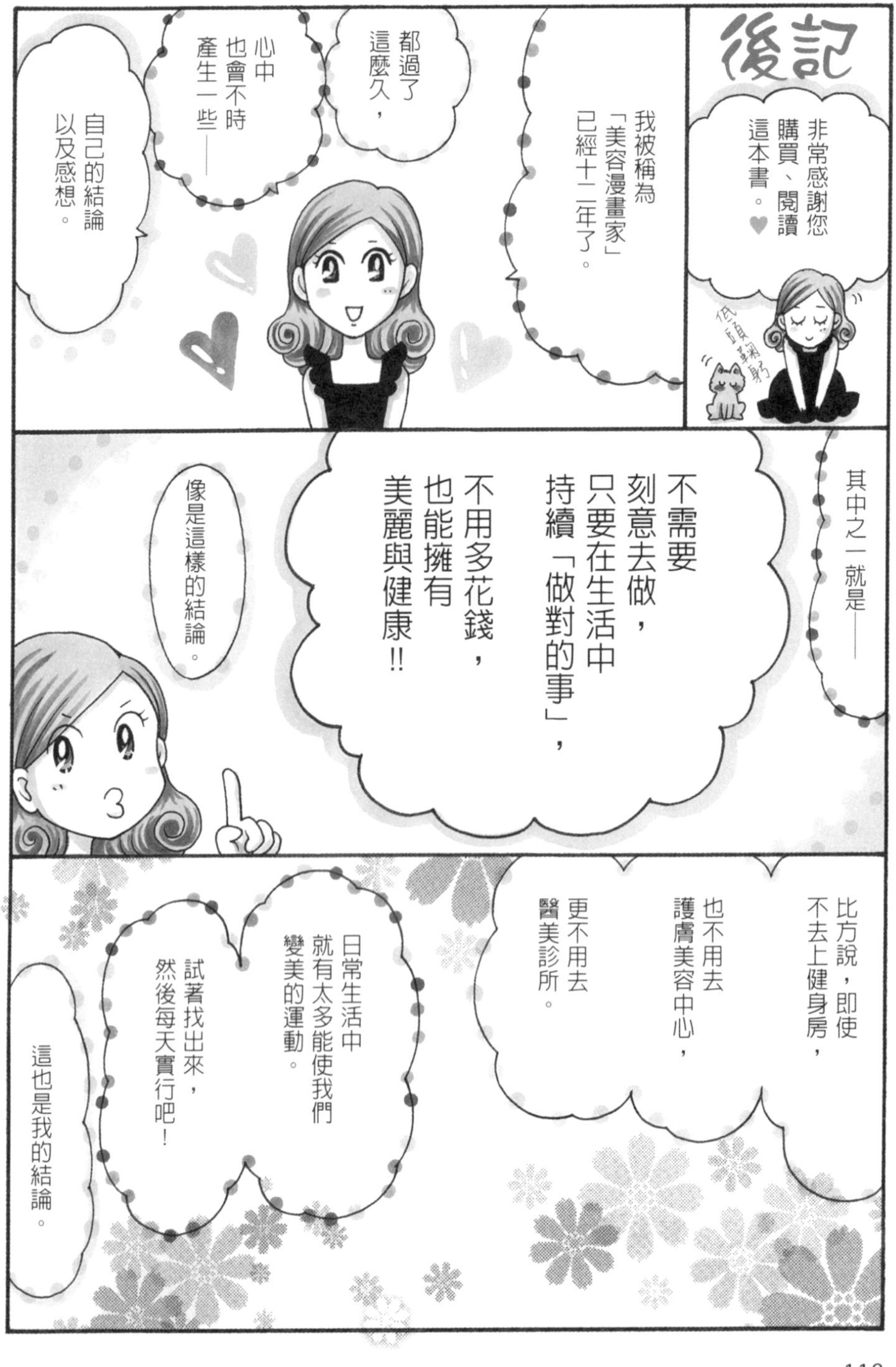
後記
非常感謝您購買、閱讀這本書。♥
低頭鞠躬
我被稱為「美容漫畫家」已經十二年了。
都過了這麼久，
心中也會不時產生一些——
自己的結論以及感想。
其中之一就是——
不需要刻意去做，只要在生活中持續「做對的事」，不用多花錢，也能擁有美麗與健康!!
像是這樣的結論。
比方說，即使不去上健身房，
也不用去護膚美容中心，
更不用去醫美診所。
日常生活中就有太多能使我們變美的運動。
試著找出來，然後每天實行吧！
這也是我的結論。

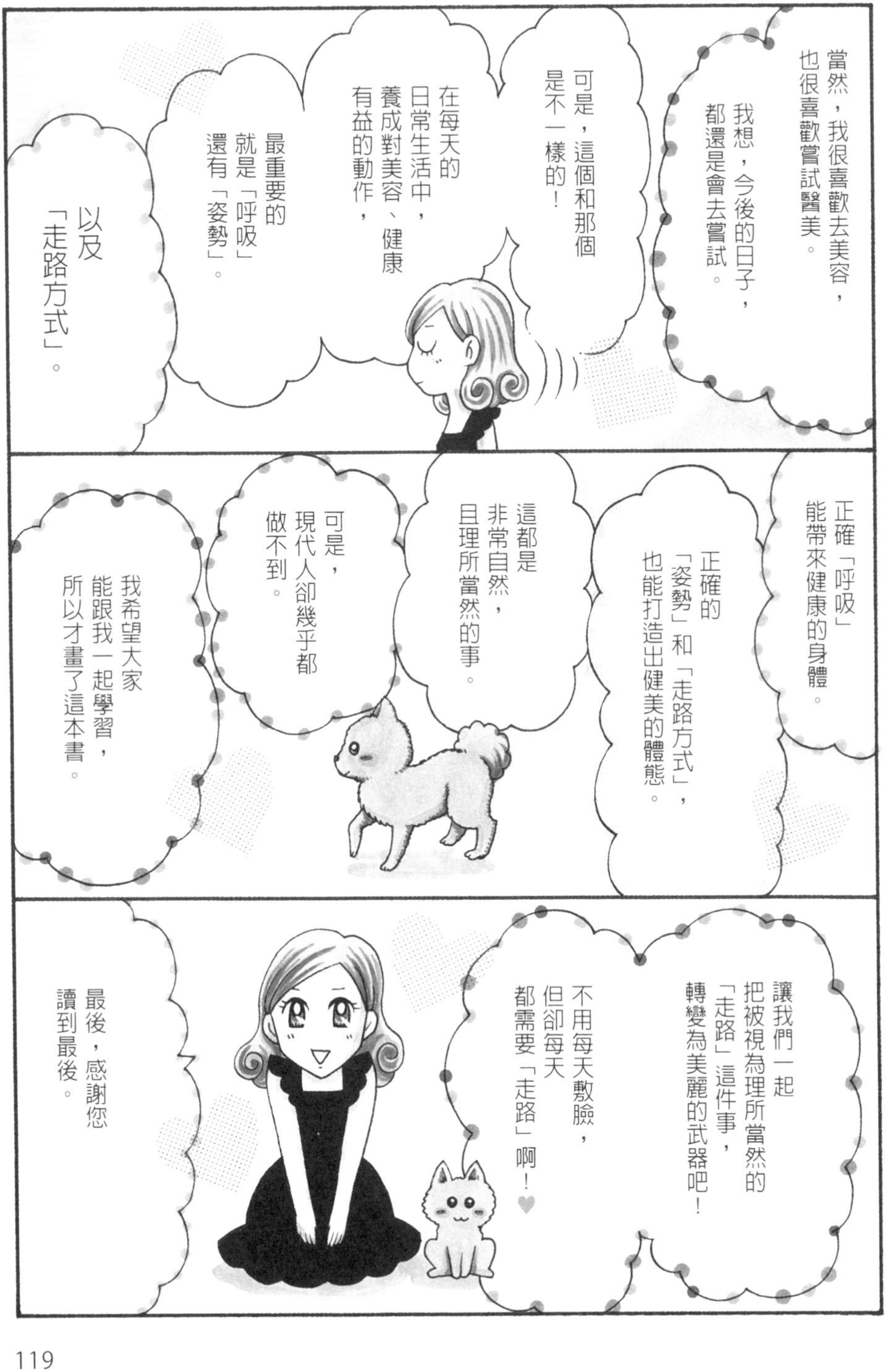
當然，我很喜歡去美容，也很喜歡嘗試醫美。我想，今後的日子，都還是會去嘗試。
可是，這個和那個是不一樣的！
在每天的日常生活中，養成對美容、健康有益的動作，
最重要的就是「呼吸」還有「姿勢」。
以及「走路方式」。
正確「呼吸」能帶來健康的身體。
正確的「姿勢」和「走路方式」，也能打造出健美的體態。
這都是非常自然，且理所當然的事。
可是，現代人卻幾乎都做不到。
我希望大家能跟我一起學習，所以才畫了這本書。
讓我們一起把被視為理所當然的「走路」這件事，轉變為美麗的武器吧！
不用每天敷臉，但卻每天都需要「走路」啊！♥
最後，感謝您讀到最後。

【後記】

擺脫腰痛、肩頸痠痛、小腹凸出和下半身肥胖

試著實踐了仙骨瘦身步行法後，覺得怎麼樣呢？

我想一定很多人，在日常生活中因腰痛、肩頸痠痛、小腹凸出、下半身肥胖等煩惱而困擾著。書中的仙骨步行法及公爵瘦身操，讓身體的每個部分都能適度地運動到。因此，請學會這樣的走路方式，讓自己擁有芭比般的完美體型吧！

走路時最重要的，就是「笑容」。帶著開心的笑容，走出美麗的姿勢，就能精神抖擻得像換了一個人似的，還能讓自己變漂亮。每個人都能因此而擁有愉悅的心情，與美麗健康的身體。

如此一來，自然能相遇美好的人、事、物，工作也會更順利……因為，幸運會帶來更多幸運喔！

當然，也歡迎各位帶著這本書來找我。能讓這世界上多一個人擁有美麗的走路方式，幫助大家過著快樂幸福的日子，是我最大的榮幸。

更家公爵＆築凱倫

國家圖書館出版品預行編目(CIP)資料

超神奇「仙骨瘦身步行法」，免挨餓、不飆汗，輕鬆瘦出芭比好身材！／金津久美著；更家公爵指導；邱香凝譯.
——初版.——臺北市：商周出版：家庭傳媒城邦分公司發行，民104.02
128面；14.8×21公分
譯自：ひねって伸ばす 仙骨ウォーキングでバービー体型になる!
ISBN 978-986-272-731-7（平裝）

1.姿勢 2.運動健康 3.塑身

411.75 103027014

Beautiful life 43

超神奇「仙骨瘦身步行法」，免挨餓、不飆汗，輕鬆瘦出芭比好身材！

原著書名／ひねって伸ばす 仙骨ウォーキングでバービー体型になる!
原出版社／株式会社メディアファクトリー
作　　者／漫畫・金津久美　指導・更家公爵
譯　　者／邱香凝
企劃選書／何宜珍
責任編輯／呂美雲

版　　權／黃淑敏、翁靜如、吳亭儀
行銷業務／林彥伶、張倚禎
總 編 輯／何宜珍
總 經 理／彭之琬
發 行 人／何飛鵬
法律顧問／台英國際商務法律事務所　羅明通律師
出　　版／商周出版
臺北市中山區民生東路二段141號9樓
電話：(02) 2500-7008　傳真：(02) 2500-7759　E-mail：bwp.service@cite.com.tw
發　　行／英屬蓋曼群島商家庭傳媒股份有限公司城邦分公司
臺北市中山區民生東路二段141號2樓
讀者服務專線：0800-020-299　24小時傳真服務：(02)2517-0999
讀者服務信箱E-mail：cs@cite.com.tw
劃撥帳號／19833503　戶名：英屬蓋曼群島商家庭傳媒股份有限公司城邦分公司
訂購服務／書虫股份有限公司　客服專線：(02)2500-7718；2500-7719
服務時間：週一至週五上午09:30-12:00；下午13:30-17:00
24小時傳真專線：(02)2500-1990；2500-1991
劃撥帳號：19863813　戶名：書虫股份有限公司
E-mail：service@readingclub.com.tw
香港發行所／城邦（香港）出版集團有限公司
香港灣仔駱克道193號超商業中心1樓
電話：(852) 2508-6231　傳真：(852) 2578-9337
馬新發行所／城邦（馬新）出版集團
Cité (M) Sdn. Bhd. 41, Jalan Radin Anum,
Bandar Baru Sri Petaling, 57000 Kuala Lumpur, Malaysia.
電話：(603)9057-8822　傳真：(603)9057-6622
商周出版部落格／http://bwp25007008.pixnet.net/blog
行政院新聞局北市業字第913號

封面設計／果實文化
排版設計／Wendy
印　　刷／卡樂彩色製版印刷有限公司
總 經 銷／高見文化行銷股份有限公司　電話：(02)2668-9005　傳真：(02)2668-9790

■2015年（民104）02月09日初版
Printed in Taiwan

定　　價／260元
ISBN　978-986-272-731-7

Beautiful life 書系 **給你美麗與健康的生活**

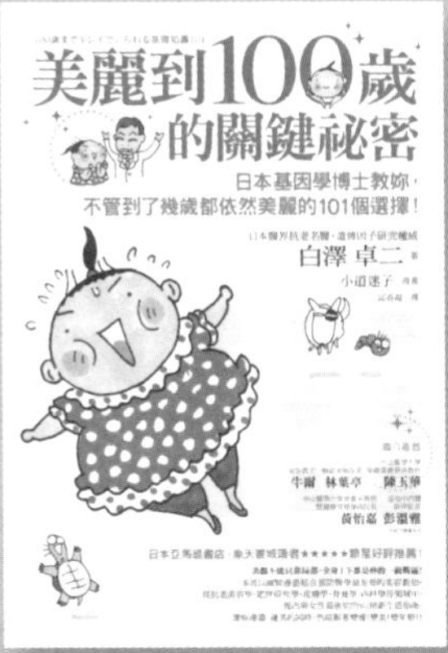

美麗到100歲的關鍵祕密

日本基因學博士教妳，
不管到了幾歲都依然美麗的101個選擇！

白澤卓二◎著 小道迷子◎漫畫 邱香凝◎譯 定價280元

關於變美，
妳還有更多、更有效的作法！

本書收錄基因遺傳學博士──白澤卓二，最想傳達給所有女性的101個重要訊息！從基本觀念開始，到最新預防醫學研究，各篇皆以醫學新知＋科學驗證＋幽默漫畫＋重點提示的方式呈現，為妳防範或解決各階段年齡層可能出現的困擾。

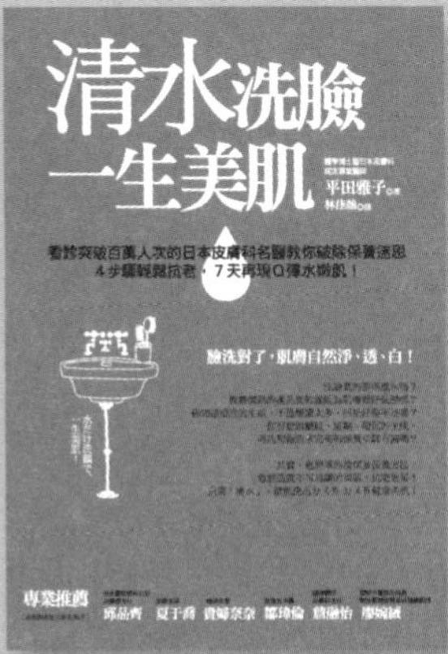

清水洗臉，一生美肌

看診突破百萬人次的日本皮膚科名醫教你破除保養迷思，
4步驟輕鬆抗老，7天再現Q彈水嫩肌！

平田雅子◎著 林佳翰◎譯 定價240元

臉洗對了，
肌膚自然淨、透、白！

洗臉真的要用溫水嗎？你有想過皺紋、斑點、暗沉的生成，可能和你追求完美的保養步驟有關嗎？只要掌握美肌四步關鍵，就能恢復肌膚原有功能，無論年齡或膚質，都能在七天內明顯感受成效！愈簡單的清潔及保養方法，愈能造就不可思議的美肌、抗老效果！只要「清水」，就能洗出ㄉㄨㄞ ㄉㄨㄞ健康美肌！

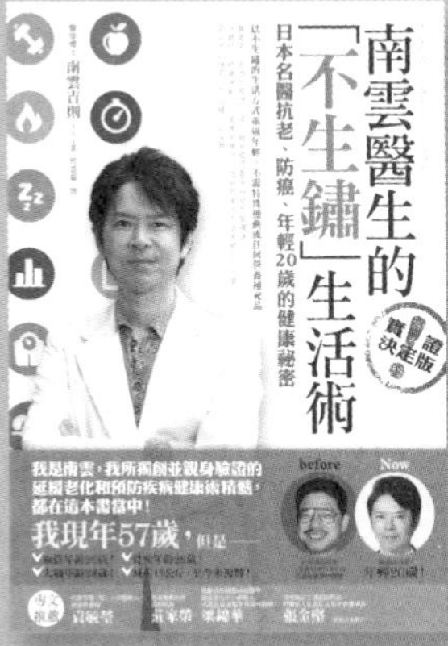

南雲醫生的「不生鏽」生活術

日本名醫抗老、防癌、年輕20歲的健康祕密

南雲吉則◎著 邱香凝◎譯 定價280元

揭開日本癌症專科醫師年近60，
外表看起來僅30幾歲的實證奇蹟！

南雲醫生終日力行飲食與生活上的「心美體」哲學，正是他數十年來抗老不生鏽的祕訣──這些都是有其醫學根據，且經過南雲醫生親自實證過！獨創「重返年輕生活術＝不生鏽的生活方式」，力行南雲生活學，不需運動及補充營養品，用最簡單方式喚醒身體健康，你也可以擁有年輕20歲的身體！

動動眼肌，視力自然好回來

實證遍布全球！風行歐美，
丹麥視力訓練大師的視力自然療法

力歐．安加特（Leo Angart）◎著　徐恒功、張瓊嬿◎譯　定價350元

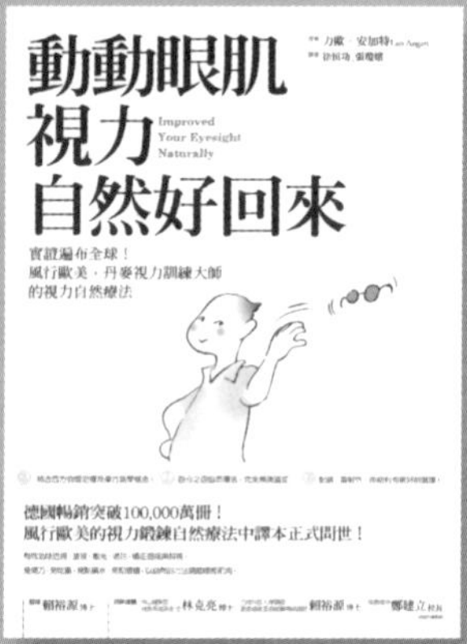

德國暢銷突破100,000萬冊！
風行歐美的視力鍛鍊自然療法中譯本正式問世！

免開刀，免吃藥，免點藥水，免配眼鏡，以自然的方法調整眼部肌肉。消除近視、遠視、散光、老花、矯正弱視與斜視。結合西方物理治療及東方氣學概念，百分之百自然療法，完全無後遺症！

視力是可以重建的！人人皆可透過鍛鍊改善身體任何部位的功能，眼睛自然也不例外。

隨時隨地都能做的輕冥想練習

從生活小事鍛鍊身心思緒，
擁抱「無思考」零焦慮的好生活

寶彩有菜◎著　梨沙◎譯　定價260元

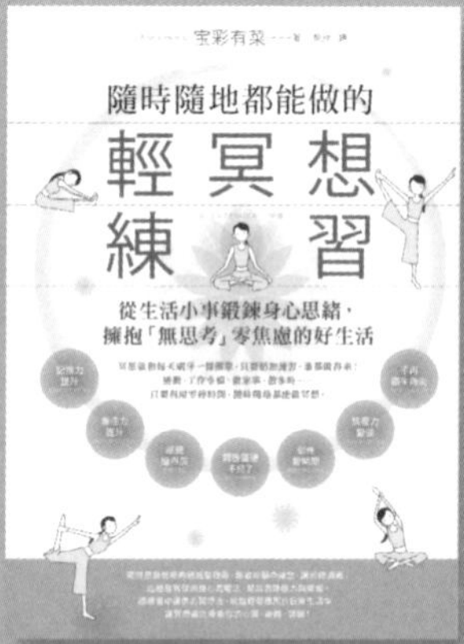

亞馬遜書店4.5顆星！
集中→察覺→放下，
三個動作就能收拾雜念，達到無思考的境界。

冥想是最簡易的頭腦整理術，能收拾腦中雜念，讓思緒清晰；也是最有效的身心充電法，幫助消除壓力與煩惱，跟著書中提供的冥想法，就能輕鬆應用於日常生活中，讓冥想徹底療癒你的心靈．身體．頭腦！

空間與心靈的淨化整理術

一天整理一樣物品、改變一種態度，找回無比空闊的自我

史蒂芬妮．班內特．沃格特（Stephanie Bennett Vogt）◎著　沈台訓◎譯　定價350元

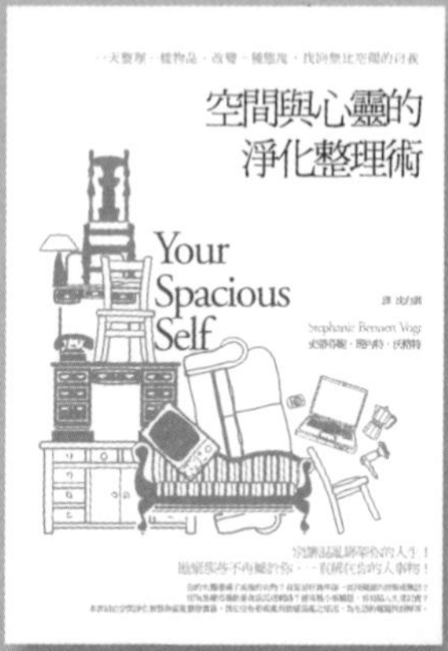

別讓混亂綁架你的人生！
拋棄那些不再屬於你、一直綁住你的人事物！

你的衣櫥塞滿了成堆的衣物？有保留好幾年卻一直沒閱讀的剪報或雜誌？因為焦慮而暴飲暴食或沉迷網路？經常被小事觸怒，容易陷入失望沮喪？本書結合空間淨化智慧與混亂整理實務，找出從有形混亂到情感混亂之原因，為生活的難題找到解答。

廣 告 回 函
北區郵政管理登記證
台北廣字第000791號
郵資已付，免貼郵票

104台北市民生東路二段141號2樓
英屬蓋曼群島商家庭傳媒股份有限公司
城邦分公司

請沿虛線對摺，謝謝！

書號：BB7043　書名：超神奇「仙骨瘦身步行法」，免挨餓、不飆汗，輕鬆瘦出芭比好身材！　編碼：

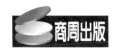

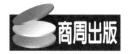

請於此處用膠水黏貼

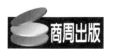

商周出版

讀者回函卡

謝謝您購買我們出版的書籍！請費心填寫此回函卡，我們將不定期寄上城邦集團最新的出版訊息。

姓名：＿＿＿＿＿＿＿＿＿＿＿＿＿＿＿＿＿＿＿＿　性別：□男　□女

生日：西元＿＿＿＿＿＿年＿＿＿＿＿＿月＿＿＿＿＿＿日

地址：＿＿＿＿＿＿＿＿＿＿＿＿＿＿＿＿＿＿＿＿＿＿＿＿＿＿＿＿＿

聯絡電話：＿＿＿＿＿＿＿＿＿＿＿＿＿　傳真：＿＿＿＿＿＿＿＿＿＿＿＿

E-mail：＿＿＿＿＿＿＿＿＿＿＿＿＿＿＿＿＿＿＿＿＿＿＿＿＿＿＿＿＿

學歷：□1.小學　□2.國中　□3.高中　□4.大專　□5.研究所以上

職業：□1.學生　□2.軍公教　□3.服務　□4.金融　□5.製造　□6.資訊

□7.傳播　□8.自由業　□9.農漁牧　□10.家管　□11.退休

□12.其他＿＿＿＿＿＿＿＿＿＿＿＿＿＿＿＿＿＿＿＿＿＿＿＿＿＿

您從何種方式得知本書消息？

□1.書店　□2.網路　□3.報紙　□4.雜誌　□5.廣播　□6.電視

□7.親友推薦　□8.其他＿＿＿＿＿＿＿＿＿＿＿＿＿＿＿＿＿＿＿＿

您通常以何種方式購書？

□1.書店　□2.網路　□3.傳真訂購　□4.郵局劃撥　□5.其他＿＿＿＿

您喜歡閱讀哪些類別的書籍？

□1.財經商業　□2.自然科學　□3.歷史　□4.法律　□5.文學

□6.休閒旅遊　□7.小說　□8.人物傳記　□9.生活、勵志　□10.其他

對我們的建議：＿＿＿＿＿＿＿＿＿＿＿＿＿＿＿＿＿＿＿＿＿＿＿＿＿＿

＿＿＿＿＿＿＿＿＿＿＿＿＿＿＿＿＿＿＿＿＿＿＿＿＿＿＿＿＿＿＿＿

＿＿＿＿＿＿＿＿＿＿＿＿＿＿＿＿＿＿＿＿＿＿＿＿＿＿＿＿＿＿＿＿

＿＿＿＿＿＿＿＿＿＿＿＿＿＿＿＿＿＿＿＿＿＿＿＿＿＿＿＿＿＿＿＿

＿＿＿＿＿＿＿＿＿＿＿＿＿＿＿＿＿＿＿＿＿＿＿＿＿＿＿＿＿＿＿＿

請於此處用膠水黏貼

Beautiful Life

Beautiful Life